知的生きかた文庫

「3つの体液」を流せば健康になる！

片平悦子

三笠書房

はじめに

健康は体内の「流れ」で決まる！

この本は、身体中の水の流れをよくすることで、より若く、より元気に過ごす秘訣がわかる本です。

身体の中にある水を「体液」といいます。

代表的な体液として思い浮かぶのは「血液」や「リンパ液」でしょう。実はこの他にとても重要な「脳脊髄液《のうせきずいえき》」という体液が存在します。

この3つの体液の循環をよくすると、身体は自然治癒力が増し、疲れ知らずの健康な身体を手に入れることができるのです。

なぜなら、体液は身体の60~70%を占めているからです。

人間の身体にとって一番大事なものは、何でしょう?

骨でしょうか?
内臓でしょうか?
筋肉でしょうか?

もちろん、すべて大事なものですが、
骨が骨として働くためには、
内臓が内臓として働くためには、
筋肉が筋肉として働くためには、
それらが必要としているものを届け、いらないものを持ち去る
役目を引き受けてくれる存在が、絶対に必要です。

それが「体液」といわれる水なのです。

あなたは、このことをご存じでしたか？

当然ですが、私たちは、知っていることはできますが、
知らないことはできません。

だから、

・「体液」とは何か？
・なぜ、「体液」がそんなに大事なのか？
・どうすれば、「体液」をいい状態で生産させたり循環させたりして、
　健康に過ごせるのか？

を知ることが大切です。

この本では、これらについて、
順を追って解説していきます。

3つの「体液」の重要性を知り、それを流す方法を知れば、
あなたも今よりもっと若く、健康になることができます。

では、さっそく謎多き「体液」について学んでいきましょう!

片平悦子

目次

1章

身体は「液体」でつながっている

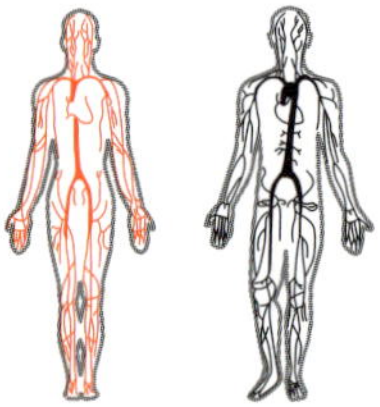

2章

「3つの体液」のしくみと流しかた

3章
「ゆがみ」「よどみ」がみるみるなくなるエクササイズ

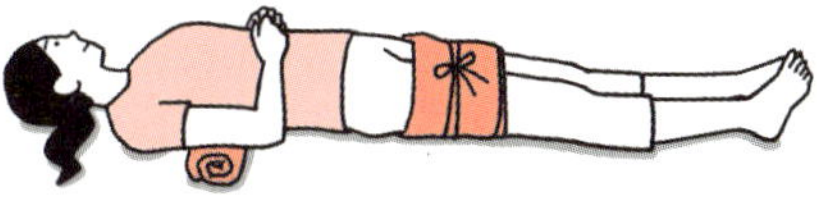

4章

こうすればあなたの身体はもっと「流れる」

5章

「循環」をよくするメンテナンス法

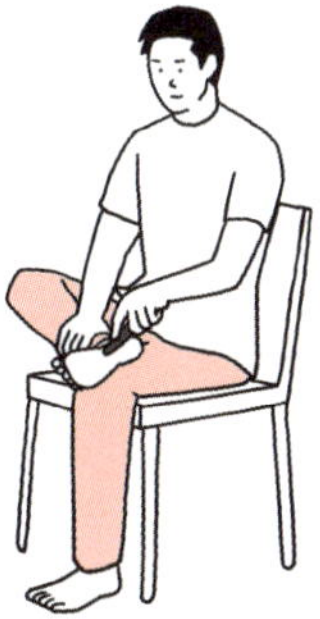

編集協力／樺木　宏
本文イラスト／伊藤美樹
本文ＤＴＰ／一企画

1章

身体は「液体」でつながっている

あなたの身体は7割が「水」

キュウリ95%、トマト94%、レタス96%。
これは、野菜の全体に占める水分の割合です。野菜って水だらけなんですね。
「みずみずしい野菜」っていうと、新鮮、おいしそうって思いますよね。

じゃあ、人の身体の水分はどれくらいあるんだろう？
サントリーＷｅｂサイトの「水大事典」には「人間の体はほとんどが水でできています。性別や年齢で差はありますが、胎児では体重の約90パーセント、新生児では約75パーセント、子どもでは約70パーセント、成人では約60～65パーセント、老人では50～55パーセントを水が占めているのです」と書かれています。

人間の身体はほとんど「水」！

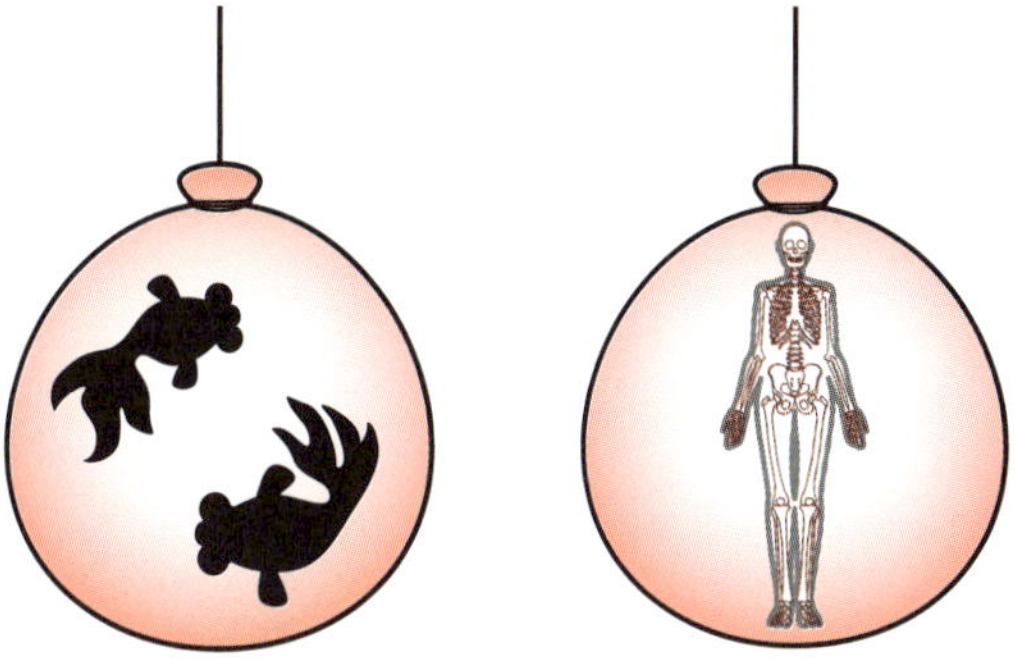

人の身体にもこんなに水があるなんて、ちょっと驚きです！

これは水風船の中に骨・筋肉・内臓・脳などがぷかぷか浮いているイメージでしょうか。

そういえば地球の陸地と海の割合も、3対7だといいます。

身体って、なんとなく「家」みたいなものと思っていませんでしたか？　骨（土台や柱）があって、それを筋肉やスジ（壁やすじかい）が支えて動かして、その中に大事な内臓（金庫）がある。

そう、身体ってがっちりしているイメージがあります。骨って硬いですもののね。

でも、身体の約7割が水だとしたら、実際は全然違うのかもしれません。水風船の中で魚が泳いでいる。そんなイメージに近いといえます。

赤ちゃんのほっぺは水風船の表面。だから、指で押すとプニプニする。そう思うとわかりやすいですね。

身体の水分は、どんどん入れ替わります。

1日にするおしっこの量は平均、男性で1500mℓ、女性は1200mℓ。その他、汗をかいたりうんこしたりもするから、1日当たり2000mℓ、つまり2ℓの水を飲んでいれば、計算上、水分の維持ができます。

特によくいわれることですが、寝ている間に汗をかきますから、寝る前には水分補給をしましょう。

仮に成人の体重の60%が水分であるとすると、体内にある水の量は、
体重が70kgの男性なら約42ℓ。

体重が50kgの女性なら約30ℓ。

2ℓのペットボトルで15〜21本分もの水が入っているのが、私たちの身体。

ところで、身体の「水」には、いろいろな種類があります。

私たちが知っている身体の水といえば血液、リンパ液、唾液、涙、鼻水……などでしょうか。それらの水分を全部ひっくるめて「体液」といいます。

体液は「身体の中の液体」という意味です。

でも、実は一つだけみんながあまり知らないけれど、超大事な水があるんです。

それが、「脳脊髄液」。

この水は、脳と脊髄を守っている水。だからものすごく大事。

後で詳しく説明します。

ポイント

私たちの身体には、ペットボトル15本分以上の水が入っている

「体液の流れ」が健康のカギ

身体が水風船だと考えると……。
肩こりや腰痛って、身体がいったいどういうことになっているんだろう？
骨盤のゆがみとか、ねこ背とかって、「水風船がいびつになった」ってこと？
この本では、「健康な身体」を、次のように定義します。

新鮮で必要十分な水が行き渡り、循環しているきれいな形の水風船

パンパンに水が入っているのが赤ちゃん。
水が減ってきてゴムも伸びてシワッとしたのがお年寄り。
そんなふうにイメージしてみてください。

身体が「健康な水風船」でいるためには、2つの条件があります。

①必要十分な体液が確保できていること（シワシワにならないために）
②必要十分な体液がさらさらと流れていること（水が腐らないために）

①の「必要十分な体液の確保」をするには、先ほどお話しした、出る以上の水が補充できていれば大丈夫です。

それでは、②の「必要十分な体液が流れている」って、どういうことでしょう？

身体という水風船の中には、「血管」とか「リンパ管」といった細い管がたくさんあって、体液が循環しています。

この体液の流れを水路にたとえてみます。

1、水路がきれいに掃除されて水がさらさらと流れている状態＝「健康」

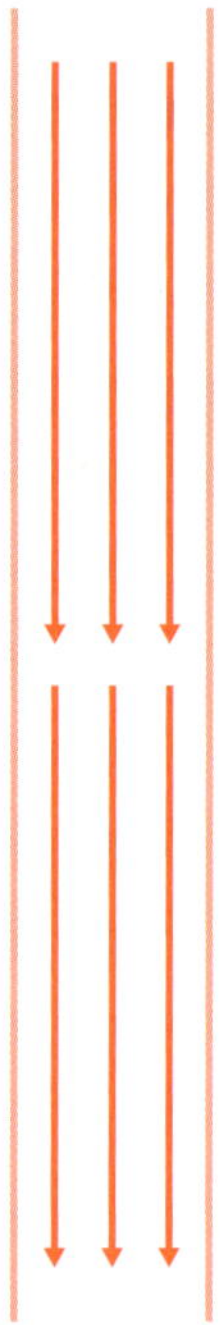

このときの身体は、疲れを感じず元気に働ける状態です。また、寝れば疲れがとれて、起床後すぐ動き出せます。

2、水路が詰まって水の流れが悪くなっている状態＝「疲労」

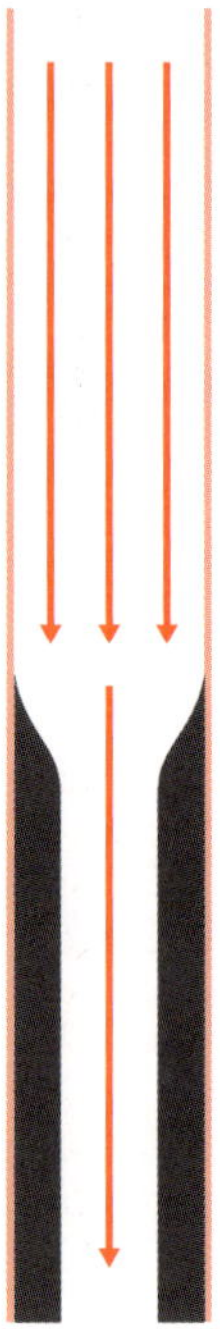

このときの身体は、疲れやすく疲労が抜けにくい状態です。

3、水路の水がヘドロ状になっている状態＝「肩こり・腰のこりなど」

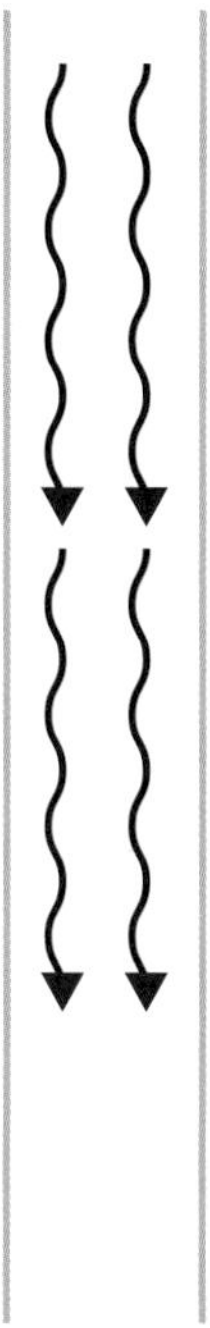

このときの身体は、ひざの裏や脇の下にしこりがある状態です。

4、ヘドロが餅のように流れを詰まらせている状態＝「重だるい・痛い・苦しい」

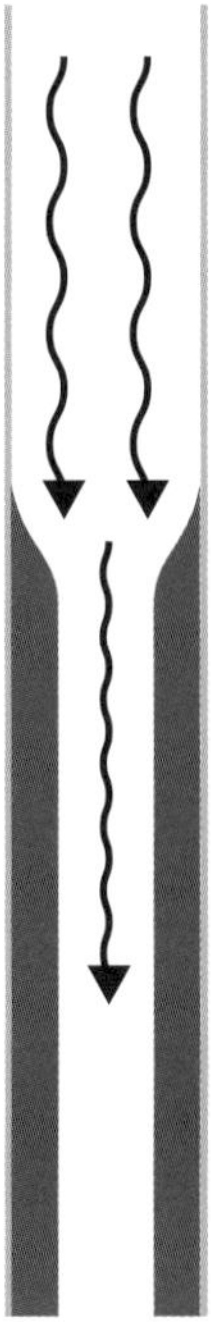

このときの身体は、夜間痛、ぎっくり腰、五十肩など、常時痛みやしびれがある状態です。

健康な水風船でいるための2つの条件が、なんとなくイメージできましたか？
繰り返しますが、健康でいるためには、

①必要十分な体液が確保できていること（シワシワにならないために）
②必要十分な体液がさらさらと流れていること（水が腐らないために）

この2つを満たしている必要があるのです。

ポイント
健康なときは、十分な体液が身体のすみずみまで循環している

〜栄養も解毒も、すべて「循環」から〜

私たちの身体は栄養を吸収し、老廃物を排泄《はいせつ》して生命活動を行なっています。わかりやすくいうと、「毎日いろいろ食べて、おしっこやうんこをして生きている」ということです。

理想は「快食！　快眠！　快便！」

……うんこというと汚いけれど、快便というときれいに感じるから不思議です。

ところで、人の身体には水が必要だといっても、水だけではやせこけて「骨皮スジ右衛門」になってしまいます。

単なる水というよりも、「生きた水」を取り込む必要があります。

生きた水を取り込むとは、どういうことでしょう？

それは食べ物のこと。ほら、最初に言ったでしょう?

「キュウリ95%、トマト94%、レタス96%……」

何がステキって、野菜の水分は、そもそもその野菜を生かしていた水です。生かすために必要なすべてを持っています。

だからありがたく、なるべく全部食べるのがいいのです。皮もむかない方がいい。皮には老化防止作用があるといいますから。

リンゴでも梨でもむかないでおけばそのままですが、むいてしまうとどんどん酸化して赤くなり、腐っていく。この酸化して赤くなり腐っていくのが「老化」。赤いのは「錆《さ》び」だと思うと、怖さをイメージしやすいかもしれません。

だから、野菜や果物はそのままいただくのが一番いい。もちろん農薬も使われたりしているからよく洗ってね。

口から入った食べ物は、食道↓胃↓小腸↓大腸を通る間に消化・吸収されます。

そして、残りかすが肛門から体外へ出ていきます。

老廃物・栄養は「体液」が運ぶ！

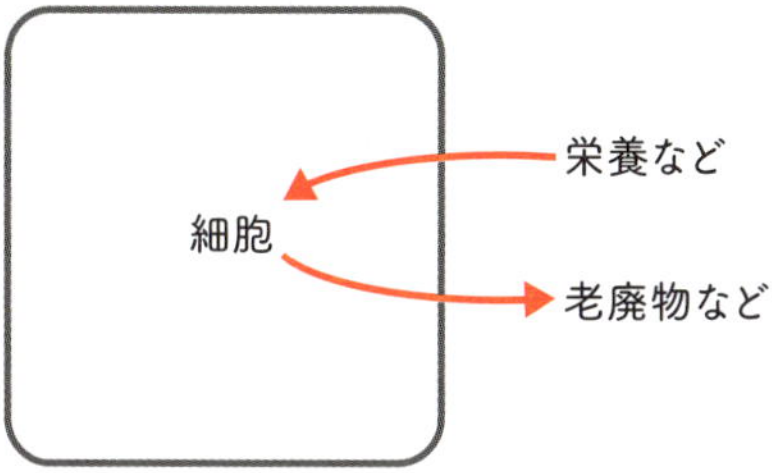

口から入った食べ物は、胃でぐちゃぐちゃにされ、強力な胃酸と混ざります。そして、小腸や大腸を通るときに吸収された栄養が、身体の細胞まで運ばれていきます。

運ばれた栄養で細胞が活性化すると、身体は身体として機能します。

細胞の数は、全身で37兆個ともいわれています。自分で自分の細胞を数えたことがある方はいらっしゃらないと思いますが（笑）、大変な数ですよね。

栄養は細胞へと運ばれ、代わりに細胞はいらなくなったものや老廃物を外に渡します。細胞の内側と外側で「物々交換」をしているんです。

最終的には老廃物は、汗や尿、便という形で身体の外に出されますが、この「物々交換」の受け渡しの役目を果たすのが体液というわけです。

もし、栄養素が細胞の中に取り込まれなかったら、細胞は元気よく働くことができません。

たとえば、筋肉の細胞に元気がないと力が出ません。

もっと元気がないと、筋肉のけいれんが起こったりします。

一方、もし老廃物が身体の外に出なくなったら、これまた大変。

おしっこが出ない、便秘。どちらも辛い。本当に辛いですよね。

このように、体液のおかげで私たちは老廃物を身体の外に出し、口から入れたものを栄養素として吸収できるので元気でいることができます。

身体ってすごいことをやっているんですね。こんなすごい仕組み、どのようにしたらつくれるのか……感動します。

ポイント

食べ物がおしっこやうんこになるのは体液のおかげ。感謝しましょう！

なぜ「体液」を知ると健康になれるのか

医学的に難しくいうのはお医者さん。そこをいかに簡単にいうかがこの本の役目です。

ここまで読み進めて、なんとなく体液が大事で、体液のおかげで、私たちは生きていられるのだということが、ぼんやり理解できてきたでしょうか？

今度は、もう少し詳しく見ていきましょう。

体液とは、「身体の中にある液体の総称」といいました。

鼻水やよだれなども体液だけれど、この本では「血液」「リンパ液」そしてあまり耳慣れない、でも重要な脳と脊髄を守る「脳脊髄液」の3つについて知っていただきつつ、その調整法を解説します。

なぜなら、私がこの本でお伝えする手技でコントロールできるのが、この3つの体液だからです。

体液が十分身体のすみずみに行き渡り、その働きを十分果たしていれば身体は元気でいられます。身体の60％近くを占める体液が全身を駆けめぐり、栄養素（と酸素）を身体のすみずみに運び、老廃物（と二酸化炭素）を体外に排出するために奔走しています。

この身体をグルグルめぐる機能を総称して、**循環系**といいます。

私たちの身体は体液を通じて**消化管**（**口～肛門**）からの栄養の供給、**呼吸器系**（**鼻～肺**）、**排出系**（**腎臓～尿道**）とのやりとりが行なわれています。そのためには体液は体内を規則正しく流れる必要があります。

それを確保するため、体液を流す管状の構造や、そこに流れをつくるポンプのような器官が存在します。それを循環系といい、3つあります。

「血管系」2つの流れ

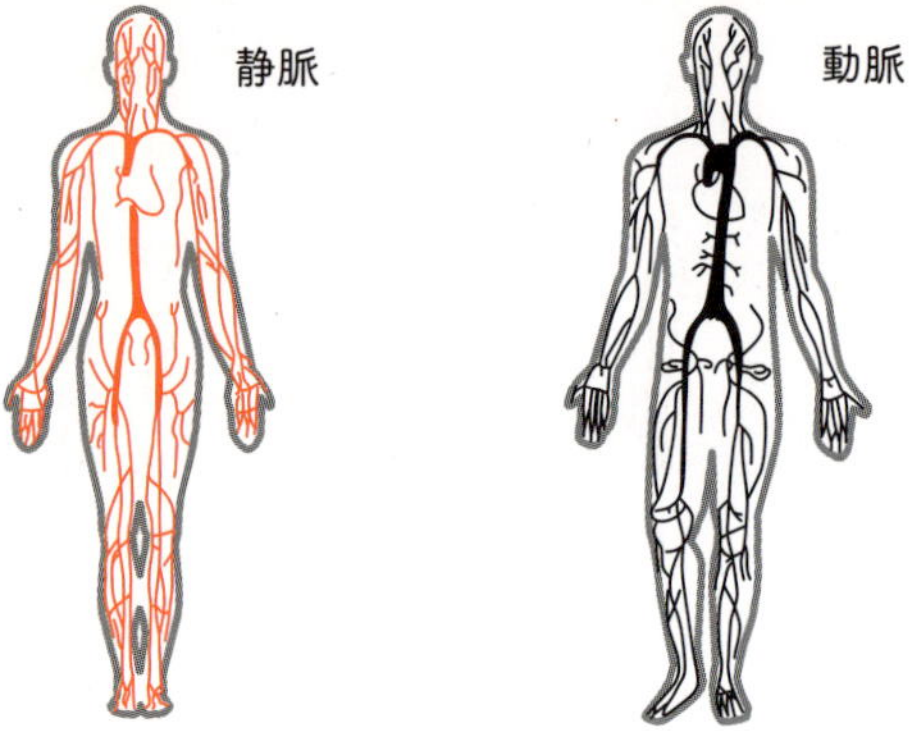

循環系の1つは、「血管系」。

血液の通り道である血管と、血液を循環させる役割をする心臓などをまとめて血管系といいます。

血液は心臓によって加圧され、動脈を通じて全身へ送られます。毛細血管に達すると細胞に栄養分、酸素などを渡し、静脈を経て心臓へと戻ります。

ポイント

全身をくまなく回る「血液」

「リンパ液」——知っていそうで知らない体液

循環系の2つ目は「リンパ系」。血管系とは別にリンパ管とリンパ節からなるリンパ系が、やや独立した循環系として存在しています。リンパ管を通る体液はリンパ液と呼ばれています。

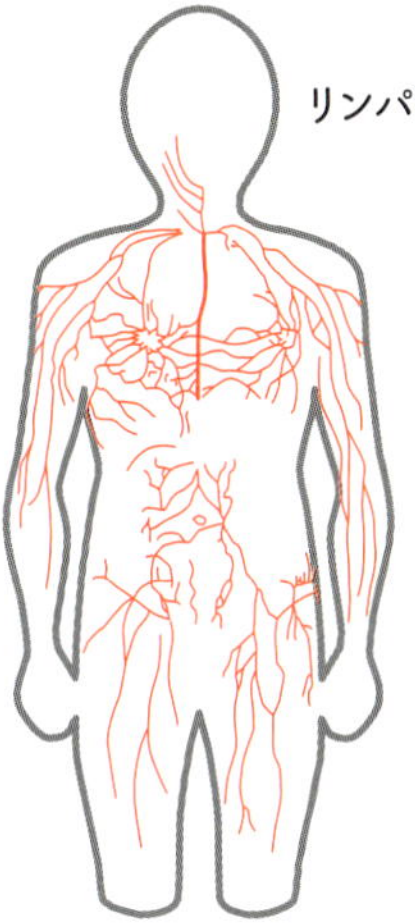

虫さされがかゆくて患部をかきむしると最初は血が出ますが、そのうち無色透明の液体が出てきます。あれがリンパ液です。

心臓から送り出された血液は、毛細血管に到達すると毛細血管の薄い壁か

「血液」の中の細胞

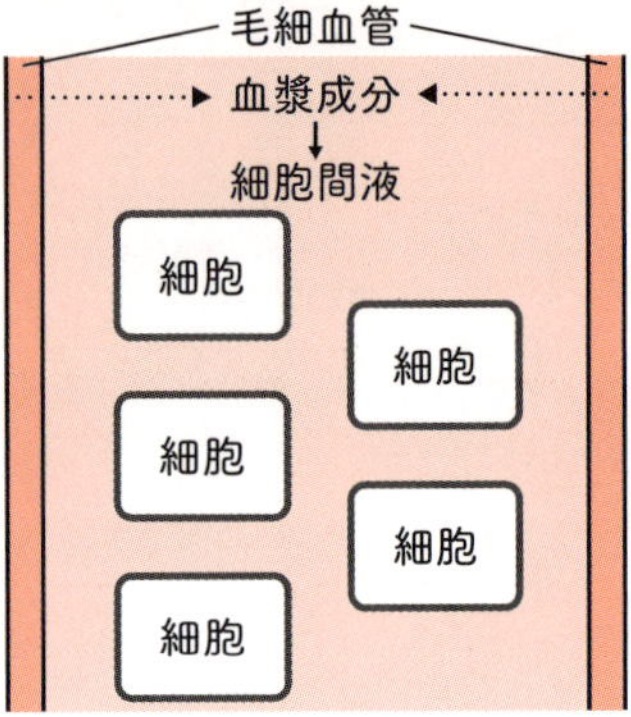

ら血漿《けつしょう》成分がこされて押し出され、毛細血管の外（細胞間）に絶え間なく広がっていきます。この押し出された血漿成分が細胞間液といわれるものです。

私たちの体内にある一つひとつの細胞はその細胞間液に浸っているようなイメージです。

細胞間液が細胞に酸素や栄養素を渡す一方で、細胞の代謝によって生じた二酸化炭素や老廃物を受け取ります。

その90％ほどが毛細血管に戻ってきます。残ったおよそ10％、約2ℓほどの細胞間液は毛細リンパ管といわれる管に吸い上げられていきます。

「血液」と「リンパ液」の関係

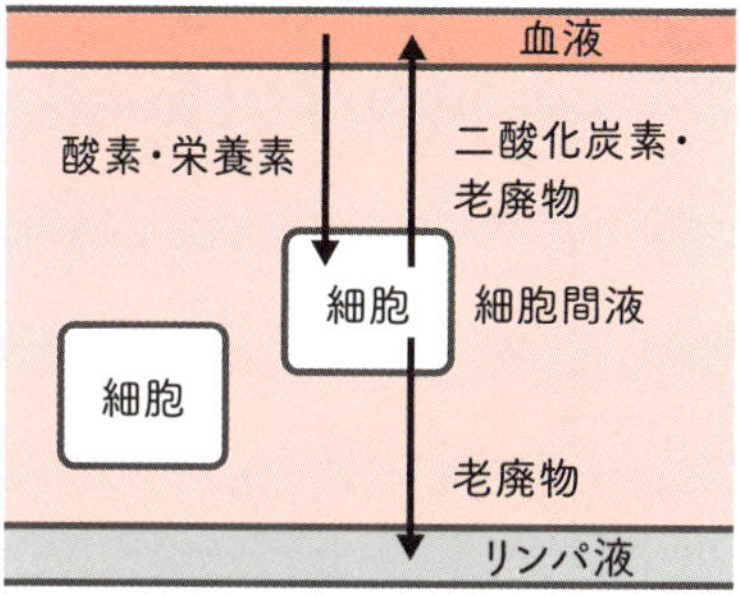

毛細リンパ管は吸い込み口が広く、バクテリアなどの病原体も容易に通ることができます。

そのため、毛細リンパ管は有害物質専用の通り道になっています。

そしてこの毛細リンパ管を通じてリンパ系に入った細胞間液が「リンパ液」なのです。

リンパ液は毛細リンパ管からもっと太いリンパ管へと流れ込んでいきますが、この流れの中で、途中にある「リンパ節」によってフィルターにかけられ有害物質が破壊されたり中和されたりします。

リンパがもし循環しなかったら、どうなるでしょうか？　リンパの循環機能がなければ運びきれなかった老廃物が溜まって、流れなくなった排水口のようになります。

1週間も2週間も台所の排水口が詰まったらどうなるでしょうか？

身体に溜まった水はどんどん汚れていきます。この状態を**悪液質**といいます。老廃物がリンパ液の中にとどまり蓄積されると、その影響で栄養素が細胞に届かなくなり、個々の細胞が栄養失調になり苦しくなってきます。

さらに細胞は老廃物に毒されることになります。ガン患者の死因の50％以上は、この悪液質という状態による細胞レベルの栄養失調なのだそうです。

逆に、**細胞にきちんと栄養素を与え、老廃物を適切に取り除けば、その細胞は元気でいられます。**

リンパ液の役目は主に老廃物（＝体内のゴミ）を運ぶことです。老廃物回収と運搬という働きは静脈を通る血液と同じですが、大きな違いはゴミの大きさです。リンパ管では血管に回収しきれなかった大きなゴミを運搬しています。また、身体にとって有害な細菌やウイルスなどの物質をリンパ管の途中にあるリンパ節でろ過し、有害物から身体を守っています。

たとえば、風邪を引いて喉が痛いときに、顎《あご》の後ろや首のリンパ節の部分が腫れて、触るとぐりぐりしたしこりを感じることがあります。これは、リンパ節内でウイルスとリンパ液の戦いが行なわれているのが、見える形、触れてわかる形で現れた状態です。

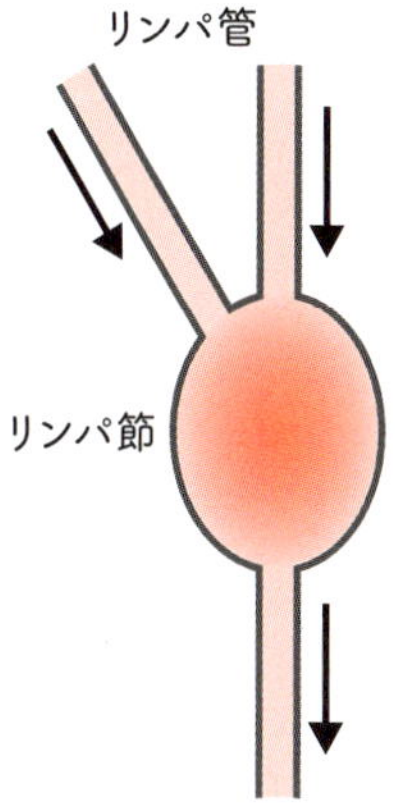

リンパ節は全身で８００カ所以上あるといわれ、中でも鎖骨の上、首、脇の下、脚の付け根、ひざの裏には大きいリンパ節が

あります。

健康な人の場合、リンパ液で運ばれた有害物質は、このリンパ節のところで身体から簡単に取り除ける形に分解されます。


ここで問題となるのは、**血液には心臓という「ポンプ」がありますが、リンパ液にはポンプがない**ということです。ポンプがないので、リンパ液は、ゆっくり一定方向に流れています。

そのため、**身体を動かしたり、マッサージをしたりすることで、リンパ液を積極的に流すことが可能になります。**

リンパ節を通ってきたリンパ液は、最終的に2つの「リンパ本幹」に集まります。

右上半身のリンパ液は、全長1～3㎝の「右リンパ本幹」に。左上半身と下半身のリンパ液は、全長35～40㎝の「胸管」に。

このリンパ本幹に上手にリンパ液を流し込むことができれば、それは血管系に

「リンパ液」の集まる場所

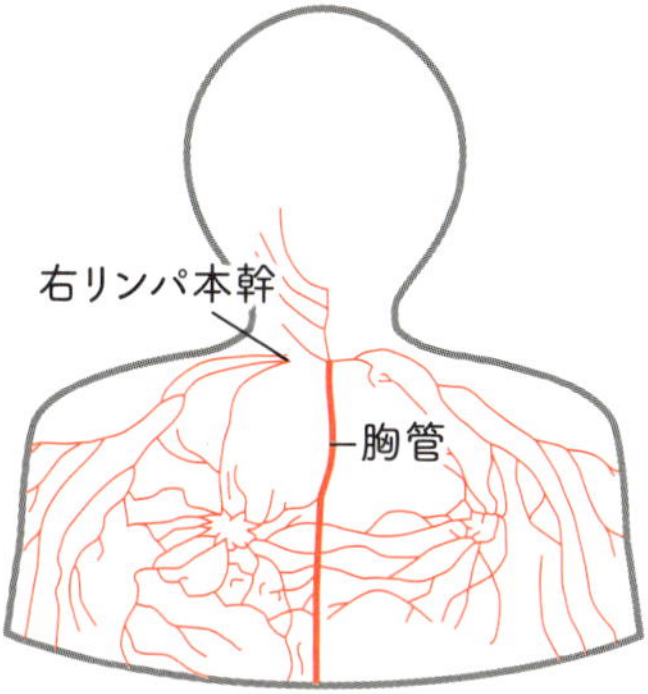

おける心臓のポンプのような役割を果たします。

また、**リンパ液を最も効率的に浄化する方法は「深呼吸」であるともいわれています。**この本では、後ほど深呼吸の方法もご紹介します。

ポイント

老廃物を受け取る「リンパ液」

「脳脊髄液」って、いったい何？

循環系の3つ目は、**「脳脊髄液系」**です。

といっても、「脳脊髄液」なんて、はじめて聞く方がほとんどかもしれませんね。**脳脊髄液とは、頭蓋骨《ずがいこつ》と脊柱《せきちゅう》（＝背骨）の中にあって、脳と脊髄を守る液体です。**

脳脊髄液は、リンパ液のように無色透明です。弱アルカリ性で、わずかに細胞（白血球）やタンパク質、糖を含んでいますが、その濃度は薄く、細胞は約5個／㎣以下、タンパク質は15～45㎎／dℓと血漿中のタンパク質濃度の200分の1程度です。糖も40～95㎎／dℓで血糖値の2分の1から3分の2程度となっており、残りの大部分は水です。

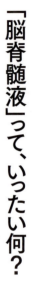

脳脊髄液は一日当たり500㎖程度がつくられ、脳と脊髄を潤しながら循環しています。

この液が入っているところの容積は約90～150㎖なので、脳脊髄液は**一日で3～4回入れ替わる**計算になります。

脳脊髄液は、脳や脊髄を刺激から守り保護する役割があります。そのため、脳脊髄内を常に循環しながら、脳の保護や栄養供給などを行なっています。

このため、脳脊髄液は血液・リンパ液に次ぐ**第三循環**と呼ばれています。

脳脊髄液の役割は、脳を「パックに入った豆腐」だとイメージすると、わかりやすくなるかもしれません。

豆腐のパックを壁にぶつけても、中に水があるおかげで、豆腐そのものがすぐつぶれてしまうことはありませんよね。

これと同様に、よろけて頭を壁に強く打ち付けたとき、頭蓋骨には大きな衝撃がかかりますが、柔らかい脳が崩れてしまわないのは**「脳脊髄液」が緩衝材の役**

目を果たしているからです。

事故や怪我で脳と脊髄が損傷しないために、ものすごく大事な働きをしているのが脳脊髄液なのです。

脳脊髄液は、頭部の「脳室」と呼ばれるところでつくられると、脳脊髄液専用のルートを通って流れ、最終的には静脈に入るかリンパ液と混ざり、血管系もしくはリンパ系に取り込まれていく仕組みになっています。

「水頭症《すいとうしょう》」という言葉を聞いたことがあるでしょうか？　なんらかの理由で脳脊髄液の循環が悪くなり脳内に溜まってしまうと、脳脊髄液に高い圧力がかかることがあります。

すると、同時に脳のいろいろな部分も圧迫されて、頭痛、おう吐、けいれん、精神症状などさまざまな症状が引き起こされるのです。

また、交通事故などで脳脊髄液が漏れてしまうことを脳脊髄液減少症といいます。交通事故の後遺症が深刻になる話を、テレビでご覧になった方もいるでしょう。

このように脳脊髄液は、あまり知られていませんが、実は非常に重要な「第三の循環」なのです。**ほんの少し脳脊髄液が増えたり減ったりするだけでも、体調にさまざまな異変が現れます。**このことをよく覚えておいてください。

そして、あなたは意外に感じるかもしれませんが、

- **疲れた状態が続いている**
- **気力が続かない**
- **やる気が出ない**
- **いつもだるい**
- **身体が重い**

こうしたとき、脳脊髄液の生産と循環がうまくいっていないことが多いのです。

でも安心してくださいね。後述するモゾモゾ体操（147ページ）や深呼吸（167ページ）をしていただければ、脳脊髄液は正常に機能できるようになります。もちろん自分でできるものですから大丈夫です。

ポイント

血液、リンパ液、脳脊髄液の「3つの体液」の循環が大事！

〜「血液」――知ってるつもりの落とし穴〜

ここで、誰もが知っている「血液」の、意外に知られていないことをお話ししましょう。

脳脊髄液と違って、血液そのものを知らない人はいませんよね。でも普段、私たちは、出血でもしない限り血液の存在を意識することもなく、特に感謝することもありません。

血液は動物の主要な体液で、全身の細胞に栄養分や酸素を運んだり、二酸化炭素や老廃物を運び出したりしています。

人の血液量は体重のおよそ13分の1（男性で約8％、女性で約7％）です。体重が70kgなら、そのうち約5kgは血液ということになります。

血液は約45％が赤血球・白血球・血小板などの有形成分で、残りが無形成分（アルブミン・グロブリン・コレステロール・ヘモグロビンなど）の**血漿**です。血漿の約90％は水で、それにタンパク質、糖質、脂質、電解質、無機質、酵素、ビタミン、ホルモンなどが溶解しています。

血液は、子どもの時期には全身の多くの骨髄でつくられますが、体幹以外の骨髄は成人の前後までに造血能力がなくなります。成人の血液は胸骨、肋骨、脊椎、骨盤などでつくられます。特に、骨盤を構成する腸骨には造血細胞が多く、**血液の半分以上は腸骨でつくられています。**

血液の主な機能として、次のようなものがあります。

- **免疫機能**
- **酸素、二酸化炭素を運ぶ**

・ホルモンを運ぶ（全身の情報伝達）
・糖、脂質、アミノ酸、タンパク質などのエネルギー源を運ぶ
・体温を調節する（体温の運搬）
・組織でつくられた代謝産物を肺、腎臓などの排泄器に運ぶ
・体液の浸透圧、pHを調節する

このようにいろいろと重要な役目を果たしてくれている血液ですが、通常は私たちの意思にかかわらず**心臓**が勝手に押し出してくれています。そのため私たちは、血液の「循環」について考える必要がなく過ごすことができています。

しかし、ここで注意しなければならないことがあります。

心臓から出ていく血管＝動脈には、心臓というポンプがありますが、心臓に戻る血管＝静脈には、ポンプがありません。

そのため、血液が心臓に「戻る」仕組みがうまくいかないと、むくみなどの症状が現れます。

その「血液を戻す」ためのポンプの役目を果たすのが、ふくらはぎの筋肉です。

また、ふくらはぎの筋肉はすべて足の裏につながっているため、足の裏の筋肉運動が血液を心臓に戻すために大事になります。

血液循環のポイントは、いかにふくらはぎから足裏を上手に使えるかが大切なのです。

ポイント

血液を心臓に戻すのは、「ふくらはぎの筋肉」!

～ふくらはぎの運動で体液が流れる！～

ふくらはぎの筋肉が動くと、静脈の血液は心臓に向かって進むことができます。

そして、ふくらはぎの筋肉はすべて足裏につながっています。

これが、**ふくらはぎや足裏が「第二の心臓」といわれる**ゆえんです。

筋肉が運動することで収縮すると、筋肉に挟まれた静脈には、踏まれたホースのように圧力がかかります。その勢いで心臓へ血液を押し戻します。

重力に逆らって足から上方にある心臓へ向かう血液は、圧力がなくなれば逆流してしまいます。

そこで、静脈にはその逆流を防ぐために「弁」がついています。弁が逆流を食い止めて「よいしょ」と押しとどめている状態です。

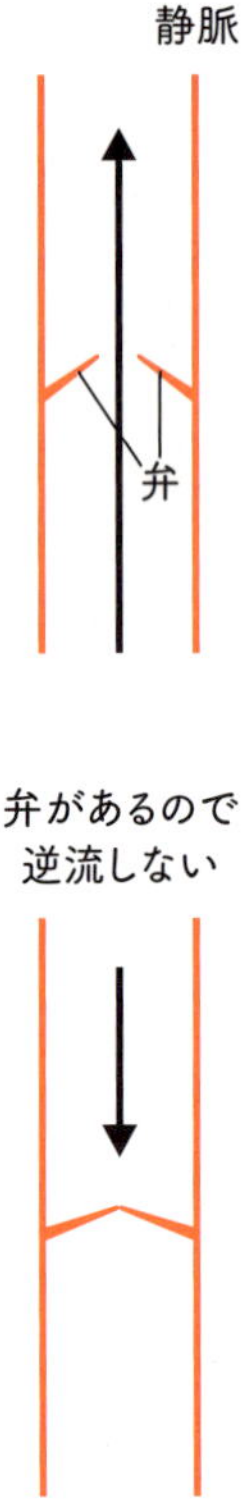

長時間椅子に腰かけたままふくらはぎを使わないでいると、この弁に負担がかかり続けます。

静脈の弁のところに溜まった血液がいっぱいになると、その血液が血管壁を押し広げ、皮下にどす黒いこぶのように見えてきます。

これが**静脈瘤**《じょうみゃくりゅう》といわれるものです。

血管が本来の太さよりも拡張しますから、血管壁を取り巻く神経が刺激され、痛みが発生します。

長時間同じ姿勢で動かないような生活をしている方は、意識して時々立ち上がるとか、少しふくらはぎをマッサージしたり、振動させたりして動かす必要があるのです。

また血液同様、ポンプがないリンパ液も、ふくらはぎの運動をすることで、押し流すことができます。

このようにふくらはぎは、身体の中枢から遠いところにありながら、循環系をスムーズにするために見えない活躍をしているのです。

ふくらはぎを動かす具体的な方法としては、深呼吸のときに上手に足を動かすやり方がおすすめです。この本で後ほどご紹介します。

ポイント

体液を流して健康になるには「ふくらはぎ」が超大事！

〜循環改善！ ゆがみも直す！「モゾモゾ体操」〜

本書で紹介するモゾモゾ体操や深呼吸は、とても簡単なうえに、脳脊髄液の循環がよくなります。

そしてこれはとても大事なことなのですが、脳脊髄液の循環が改善すると、同時に血液やリンパ液の流れもよくすることができます。

つまり、モゾモゾ体操は**「3つの循環系」を全部刺激して改善することができるのです。**

体液循環の「隠れた親分」である脳脊髄液の循環を改善すれば、今まで滞っていたリンパ液や血液の流れもよくなり「ゆがみ」がとれます。

簡単なモゾモゾ体操と深呼吸で、体液循環がよくなりゆがみもとれる！　この一石二鳥が、この本の最大のメリットです。

体液循環がよくなると、なぜ「ゆがみ」がとれるのでしょうか？

この本の最初に説明した、体液の流れのイメージを思い出してください。「排水口の詰まり」がとれると、水がきれいに流れる状態に戻ります。同様に、身体の循環系の詰まりがとれると、3つの体液循環がきれいに流れる状態になるのです。

身体の体液循環に詰まりがあると、私たちは無意識に身体をゆがませて循環の詰まりを改善しようとします。この状態が続くと、いつの間にか身体はゆがんだままになります。

そのため、身体のあちこちに痛みやこりを抱えることになるのです。モゾモゾ体操をすることで体液循環がよくなれば、いつの間にかゆがみは正常に戻るというわけです。
ただし、身体の状態により改善スピードは違いますので、この本で紹介するモゾモゾ体操や深呼吸をぜひ習慣にして、続けていっていただきたいと思います。

ポイント

体液の循環をよくすれば、身体のゆがみもとれる！

2章

「3つの体液」のしくみと流しかた

身体は「水風船」のようなもの

すでに申し上げたとおり、体液は成人の身体の60％以上を占めています。60kgの体重がある人は36kgの水が入っている計算になります。

いってみれば、「水でかっぽんかっぽんしている状態」。

これだけの水、何か袋に入れておかないと、こぼれてしまいます。

つまり、体液は「液体」ですから、それを包む「膜」が必要です。

それが皮膚や筋膜と呼ばれる膜です。

私たちの身体は、皮膚や膜でできた「水風船」のようなものなのです。

そしてその大きな水風船の中に、パーツごとに「○○腔」と名前がついた、小さな水風船が入っています。たとえば**頭蓋腔**には硬膜に包まれた脳脊髄液と脳が、**胸腔**《きょうくう》には肺が、そして**腹腔**には内臓が、という具合です。

身体は皮膚や膜で包まれた大きな水風船の中に、さらに小さな水風船が入っている。それぞれの水風船が、しっかり機能して生命活動を保持するために骨格や筋肉を内包している、というわけです。

ですから、「人間の身体とは何か？」と聞かれたら、

「皮膚と膜で覆われた袋の中の水に、人間として生きていくのに必要な要素が一定の秩序を保ち、プカプカ浮いている状態」

といっていいでしょう。

だから、どこかがこっている、痛い、苦しいというときに、その部位だけ見てもダメなのです。それより、水風船全体のバランスをよくしていくことの方がもっともっと大事なのです。

ポイント

悪い部位だけ見てもダメ。身体全体のバランスが大事

あなたの身体を循環しているものの正体は？

ここまでお読みいただけていれば、この質問の答えは簡単ですね。

そう、「水」です。それも生命活動を可能にするための水です。その水を「体液」と総称して呼びます。その代表的なものが血液・リンパ液・脳脊髄液でした。これらの水が協調して、生命活動をスムーズに行なっています。

これまでは、その体液循環をよくするためには、運動をしなければいけないといわれてきました。しかし近年、必ずしも運動しなくても、とりわけ「脳脊髄液」の生産・循環をいい状態に保つことで、体液循環のすべてが驚くほどよくなることがわかってきたのです。

たとえば、私（著者）はひどい頭痛持ちでした。20代からほぼ毎日頭痛に悩まされていました。特に更年期の40代はひどいものがありました。

朝起きて頭痛があったら、その時点で薬を飲むかそのまま寝込まないと、夕方に向かって頭痛がどんどんひどくなるのです。頭の中で半鐘が鳴り響く感じです。

しかし仕事をしていますから、寝ることはできません。残された選択肢は一つ、痛み止めの薬を飲むことでした。痛み止めを飲み続けた結果、私の身体は鈍感になっていったようです。自分の身体の変化に気づけませんでした。

あるとき、全身のかゆみで眠れなくなり、医師の診察で初めて重度の貧血とわかる始末でした。

そんな私が、モゾモゾ体操を開始して3カ月が経った頃、頭痛はまったく起きなくなりました。仕事で無理して怪しいかなと思ったときは、**夜寝るときにモゾモゾすればバッチリです。完全に頭痛から解放されたのです。**

結局、私の頭痛は、体液循環の障害が原因だったということがわかります。

だから、もしあなたも不調を抱えているなら、体液を上手に循環させて水風船のゆがみがない状態をつくってみると、あら不思議！　楽になるかもしれません。たとえば頭痛のときに「体液循環がよくなるから運動したら？」といわれたとしても、一歩足を出すごとにズキン！　と頭が痛ければ、運動はできません。しかし、**じっとしたまま体液循環をよくするモゾモゾ体操**なら、すぐ試すことができます！

ポイント

身体を動かすのが辛い状態でも、モゾモゾ体操ならできる！

肩を「もむ」のは逆効果

モゾモゾ体操と深呼吸を地道に続けていけば確実に体液循環はよくなります。
簡単すぎるため治療院に来るお客様から、よく質問をいただくことがあります。
「家族同士または親しい人同士でマッサージするときのコツってあるんですか？」と。
そこで、そのようなときのポイントについても話しておきたいと思います。

・肩がこったら「二の腕の後ろ面」を押そう！

美容室で、サービスとして肩をマッサージしてもらえることがあります。

それほど肩がこっていないときは、ただ気持ちいいだけで幸せな気分になることができます。

ですが、肩こりがひどいときは、気持ちよくマッサージしてもらったはずが、「帰宅したら頭がズキズキ痛む」「気分が悪くなった」と感じることがあります。**こっている肩をもむ作業は、ヘドロの沼をかき回すようなものです。**よどんだヘドロをかき回してもらっている間は気持ちよく感じます。

でも、本来は、そのかき回したヘドロをマンホールに向かって流していく必要があるのです。

その流す作業を怠ると、行き場のないヘドロは時間が経つと結局またその場所に沈殿します。ヘドロとは身体でいえば老廃物のことです。

これが、せっかく肩をもんでもらったのに後で気分が悪くなったり、かえって調子が悪くなったりする原因です。

レッスンを受けている美容師さんでも、こうなってしまうことがあるのですから、一般の方は、ただもむのではなく**老廃物を「流す」ことに、より意識を向ける**必要があります。

ご両親やご家族にマッサージしてあげるとき、椅子に腰かけたまま行なうことが多いと思います。

椅子に腰かけていると、どうしてもどこかしら緊張していますし、身構えたりすることもあります。痛いときに逃げてしまう準備も無意識に整えています。

せっかく**マッサージしてあげるなら、布団を敷いて寝ていただくとより効果が高まります。**うまく脱力できるからです。

ただ、寝ている人は脱力できますが、マッサージする側はきつい体勢になってしまいます。そこで、手で行なうのではなく、**足で踏んであげる方法**をご紹介しましょう。

この方法は、肩こりのときに抜群の効果を発揮します。

肩に一切触れないうえに、立ったまま足で踏むだけなので、テレビを見ながら、または会話をしながら楽に行なえます。**脇の下から肘のラインをもんで、よどんでしまった血液やリンパ液を流す**ことができます。

では、その簡単な方法をご紹介しましょう。

・診断ポイント→上腕三頭筋《じょうわんさんとうきん》

この筋肉は二の腕の後ろ側にあります。

この部位は、肩周りから離れているので、「本当にここでいいの?」と思われるかもしれません。しかし、2〜3分踏んでいくと、だんだん腕の中央で、「硬い鉛筆のようなしこり」が縦長に走っているのがわかってきます。このスジが、上腕三頭筋腱です。上腕三頭筋は、いわゆる「力こぶ」と拮抗する筋肉です。

「筋肉」というと、まず力こぶをイメージする方が多いと思います。たとえば体操選手の腕を見ると、立派な力こぶですよね。その力こぶをつくる筋肉は、上腕二頭筋《じょうわんにとうきん》です。

そして、**目立つ上腕二頭筋を陰からコントロールしているのが上腕三頭筋です。**

力こぶ(上腕二頭筋)だけだと、そこに急に力が入ったとき、拳が思いがけない方向に行ってしまいます。

肩こりに効く！ 足踏みマッサージ

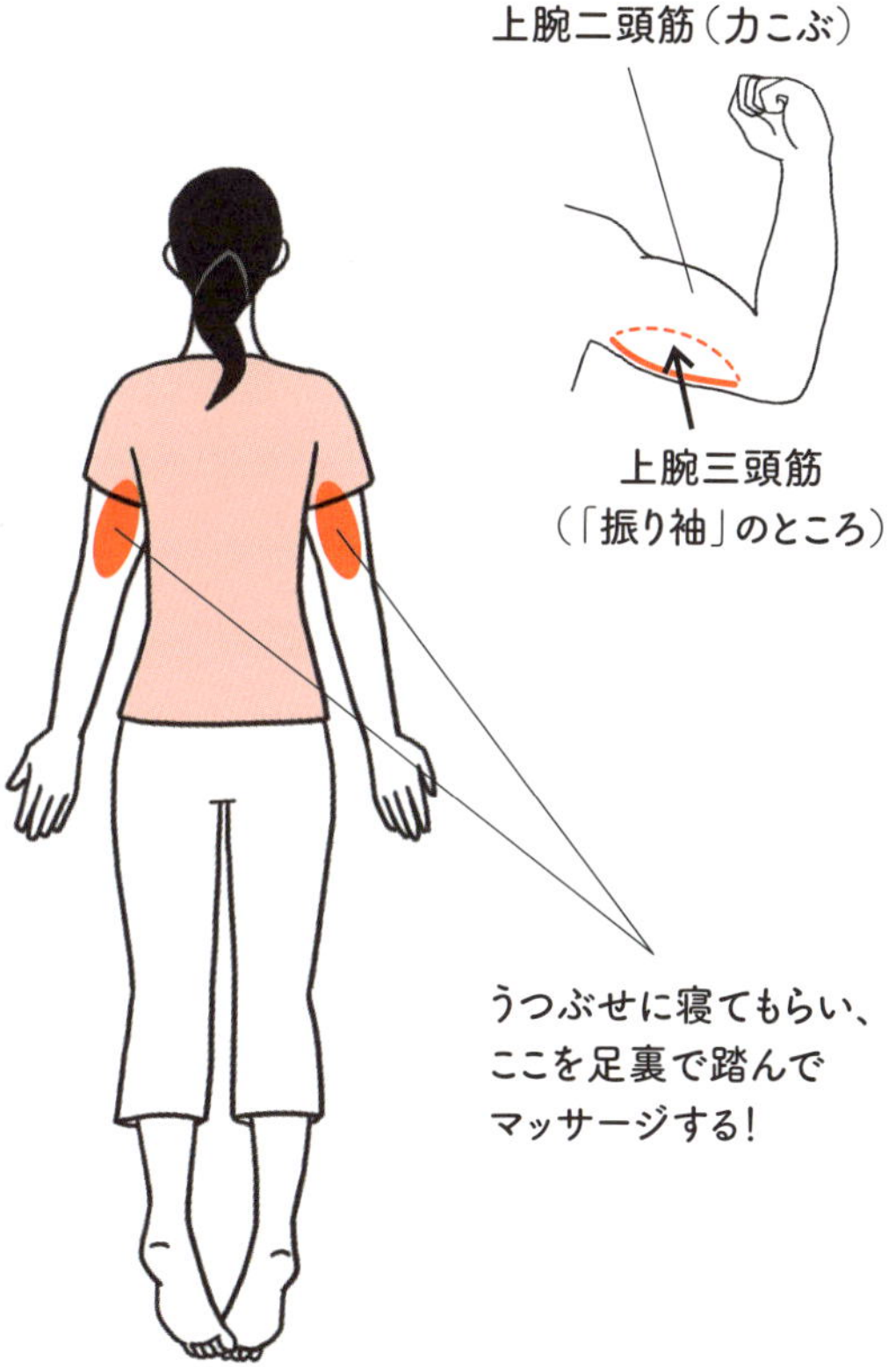
上腕二頭筋（力こぶ）
上腕三頭筋
（「振り袖」のところ）
うつぶせに寝てもらい、
ここを足裏で踏んで
マッサージする！

そうならないように、上手に力こぶの収縮度合いをコントロールしているのが上腕三頭筋なのです。

そのため、あなたが腕を使って作業をしている間はずっとこの上腕三頭筋が頑張ってくれています。でも、いつも調整役だから上腕三頭筋は目立ちません。目立たないから持ち主のあなたは気づきません。気づかないからほったらかしのことが多いのです。

長い間ほうっておかれた上腕三頭筋が、こっていないはずがありません。

これはちょうど、目立つお父さんを陰で支えるお母さんのようなもの。

あなたが手を使って作業している間、上腕三頭筋には微妙に力が入り続けています。長時間上腕三頭筋に軽い刺激が続くと、筋肉は疲れてきます。いわゆるスジがこった状態になるのです。

もしこの上腕三頭筋のスジの場所がわかりにくければ、女性の「振り袖」といわれる部分（いわゆる「力こぶ」の反対側／65ページのイラスト参照）の奥に隠れていると思ってください。

ここに脂肪やセルライト（皮下脂肪）が溜まると、血行が悪くなったりリンパの流れが悪くなったりします。

ご家族がいらっしゃる場合は、定期的にお互いに足裏でマッサージしてみてください。**「片方の腕につき10分」**を目安にします。

最初飛び上がるほど痛かったのが、ぼんやり感じてきた頃がマッサージ終了の目安です。

ポイント

肩こりは「二の腕の後ろ」をもんで解消！

「溜まった老廃物」が腰痛の原因に！

腰痛やぎっくり腰のとき、痛さそのものだけに気をとられてはいけません。
身体に苦痛があるときはやはり、「体液循環のよどみ」が起こっています。
いったい、どこで体液がよどむと、腰痛になりやすくなるのでしょうか？
それは、**脚の付け根**です。

腰痛やぎっくり腰で腰が重い、だるいときに、必ず硬くなる筋肉群があります。
驚くほどカチカチにこり固まっています。
腰が痛いと、すぐその痛い「腰」に手をかけてしまいがちです。
でも、マッサージポイントは別のところにあります。どこだと思いますか？
それは、**脚の内転筋群**《ないてんきんぐん》です。

老廃物があちこちによどみ、流れが悪い！　この状態を身体は「重い、だるい」と感じます。

この状態を無視していると、ヘドロ（老廃物）がどんどん溜まっていき、ゆっくり鈍痛を感じるようになります。それが腰痛の最初の原因であることが多いのです。このような場合は、**体液循環を改善させ、よどまない姿勢づくりをするだけで腰痛が改善されます。**

では、そもそもなぜ、体液循環が悪くなるのでしょうか？

昔は多くの人々が、農業や漁業などの「第一次産業」に携わっていました。身体を使って働いていましたから、特に意識せずとも体液循環はスムーズにできていたのです。

ところが、現代人はどうでしょう？　身体を動かすことが極端に少なくなっています。環境の変化とともに、運動障害ではなく、このような体液循環障害が腰痛の主な原因になってきています。このことに気づかず、慢性腰痛になる方が多いのです。
脚の付け根の**鼠径《そけい》リンパ節**というところでリンパの流れが悪くなっている場合、そのサインを見つけるポイントは、今申し上げた、太ももの内側にある内転筋群です。

・診断ポイント↓大腿内転筋群《だいたいないてんきんぐん》

この筋肉は太ももの内側の筋肉群です。

この筋肉がカチカチになっているときは、多くの場合、腰が重かったり生理痛があったりします。もちろんぎっくり腰のときは、カチカチのしこりになるほど固まっています。

大腿内転筋群をマッサージするには家族同士で、**足で踏む方法**が効果的です。たとえば横向きに寝たご家族の脚を踏む場合、ご家族の前側から足の裏で内ももをゆっくり踏んであげましょう。**コツは前側に立って踏むことです。**そうすることで、姿勢の悪さでねじれた内転筋群がスッキリ正しい位置に戻るのです。

腰痛に効く！ 足踏みマッサージ

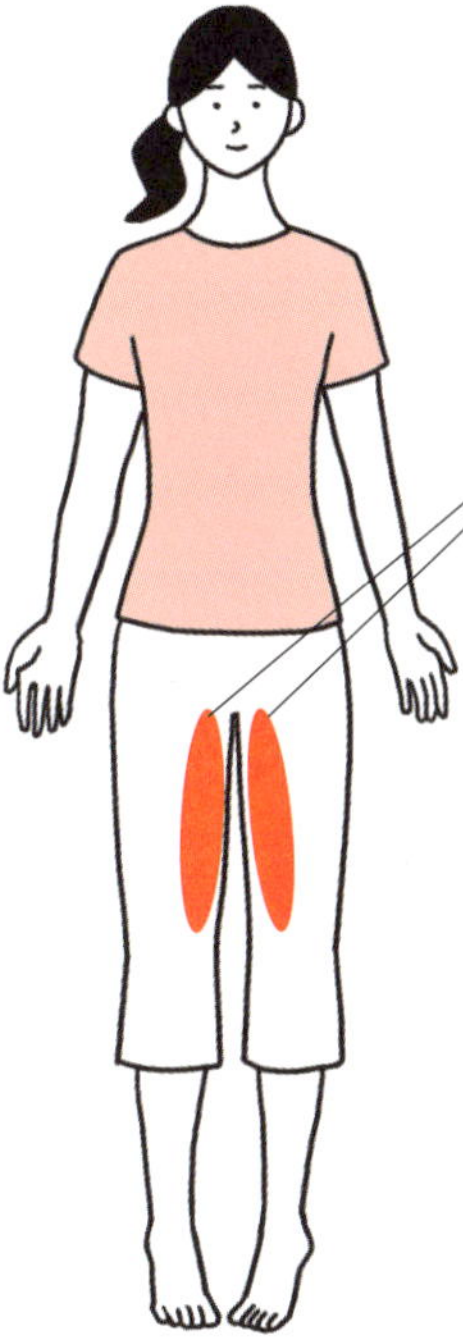

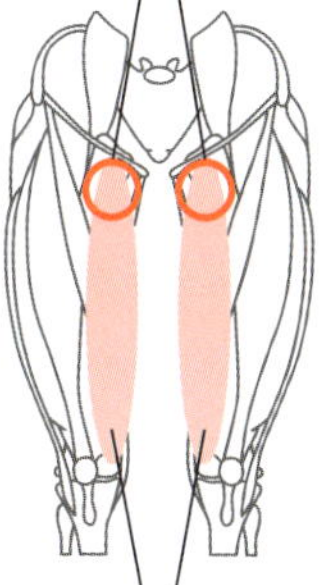

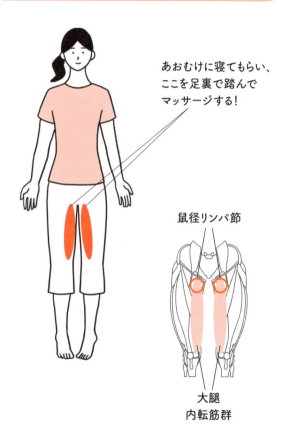

あおむけに寝てもらい、
ここを足裏で踏んで
マッサージする！

鼠径リンパ節
大腿
内転筋群

この内転筋群は、普段意識しないとまったく使われない筋肉です。特に姿勢が悪く背中を丸めている方、ひざの間がだらしなく広がった姿勢でいる方はほとんど使われていません。また、高齢になるほど使われない傾向が高まります。

あなたがこの筋肉を使えているかどうかは、「片脚立ち」でバランスをとっていられるかどうかをチェックすればわかります。

バランスが乱れて立つことができなければ、この大腿内転筋群を正常に使えていないことになります。

女性は、セルライトがつく外側の筋肉に目がいく方が多いと思います。

しかし、実はこの内転筋群こそが、姿勢や若い脚を保つのに大切な筋肉です。ひざ裏から下腹部に戻る血管やリンパ管、神経などは、この内転筋群に守られるようにして通っているのです。

この内転筋群を上手にゆるめられると、骨盤周りの血行やリンパの流れがよくなり、腰痛が劇的に軽くなります。

特に、先に述べたような体液の循環障害からくる腰痛は、これで改善します。腰が重い、寝ても疲れがとれない、じっと座っているのがかったるいという方は、ぜひお試しください。

ポイント

腰痛は「脚の内転筋群」をもんで解消！

体液の流れを悪くする「骨盤のゆがみ」

あなたは「骨盤のゆがみ」って何だと思いますか？
「骨盤のゆがみ」……なんと訳のわからない言葉でしょうか！
それでいて、なんとなくイメージがわいてくるような、不思議な表現です。
あなたは「骨盤のゆがみ」と聞いて、何を連想しましたか？

ここでは、本来左右対称になっている骨盤が、なんだかいびつになっていると
イメージできれば十分です。「○○骨と××骨がどうのこうの」などと専門的な
用語で理解する必要はありません。

さて、**骨盤がゆがむと、脚の付け根と骨盤を行き来する血管やリンパ管の体液**

循環がスムーズにいかなくなります。

脚の付け根は「股関節」の部分なので、ここで関節についても軽く説明しましょう。

関節は〝関わる節《ふし》〟と書きます。身体の各部分が関連し合っている「つなぎ目」のことで、体液にとっては、流れていくときの「関所」のようなものです。

この関所の周囲に、動脈や静脈、リンパの出入り口が集中しています。関所を通らないと、脚と骨盤の間で出入りができないようになっています。

この関所にはリンパ節が集中しています。リンパ節はすでにご説明したとおり、リンパ液にまぎれて入ってきたウイルスや身体に悪いものを発見し、やっつけるところです。

たとえば、風邪を引いて発熱したときに首の横や耳の下あたりに「グリグリ」ができます。

あのグリグリは、リンパ節の部分でウイルスとリンパ球が決戦をしていて、リンパは「ウイルスをなんとかやっつけてしまおう。これ以上先に侵入させるものか」と戦っているのです。「戦う」という活発な活動をする結果、プクッとしたグリグリができるのです。

足を怪我してばい菌が入ると脚の付け根（関所）の部分にグリグリができるのも、これと同じ理屈です。

こんなに大切な働きをする「関所」ですから、いざというときにしっかりと働いてもらうために、普段はフリーの状態で、楽にしていてもらいたいものです。

ここで「姿勢が悪い」ということは、どういう意味があるでしょうか。

この関所にあたる**股関節の周囲に、いびつな力がかかっている**ということです。

立位の場合、まっすぐに立つのが身体に無理のないよい姿勢です。

もし、下腹を前に突き出し、ねこ背の状態で顎を出して立ち続けると、腰が痛くなり肩がこってきます。

腰が痛くなるのは、不自然な姿勢で立つことで股関節に力がかかりすぎるためです。これによって鼠径部（左右の太ももの付け根にある溝の内側。いわゆる「ビキニライン」）が圧迫され、下半身の血液・リンパ液が戻りにくくなり、腰が重だるくなります。

肩がこるのは、顎を出すことで首と頭をつなぐ血管やリンパ管が圧迫され、流れがスムーズでなくなっているためです。

体液は、まっすぐに立っていれば関所にあたる関節をスムーズに通過できます。

しかし、姿勢が悪く、関所に無理がかかると、関所（関節）を通過するホースがつぶれて流れが滞り、体液の循環障害が引き起こされます。

座ったときも同様です。

あなたは一日のうち何時間くらい座っていますか？

事務仕事、車の運転、テレビ、ゲームなどで悪い姿勢のまま過ごす時間が長いと、立位以上に関節が不自然に締め付けられています（このことは前著『たった3センチで人生が変わる座り方』で詳しく解説しています。参考にしてください）。

悪い姿勢が原因で関節をスムーズに通過できなかった体液は、次第によどんできます。粒子の細かい血液成分の中でも特に細かい血漿という成分が、血管やリンパ管からはみ出してきて皮下に溜まります。これがむくみの正体です。

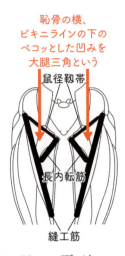

すると本来、流れるべき老廃物が流れていくことができない、いわゆるよどんだ状態になるのです。

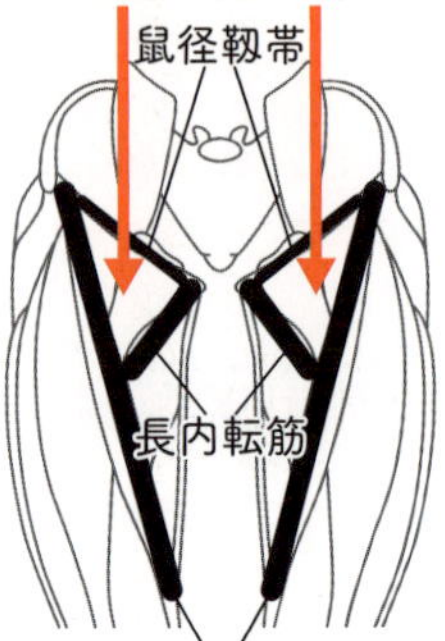
恥骨の横、
ビキニラインの下の
ペコッとした凹みを
大腿三角という
縫工筋

下肢からの血液・リンパ液は、脚の付け根の専用通路である**大腿三角**を通って下腹部に入ってきます。

この大腿三角は、下腹部と脚の出入り口にあたる部分です。骨盤のゆがみのせいで、この部分がゆがんでいると、血管やリンパ管は水道のホースを踏んだような状態になり、循環が阻害されてしまいます。

「とはいっても、骨盤がゆがんでいるかどうか、自分ではわからないのでは？」

いいえ、誰でも簡単に、自宅で骨盤をチェックできる方法があります。

・診断ポイント↓骨盤の回旋運動

・方法↓両足をつけて立ち、合掌した手をヘソの前に置き、顔は正面を見たまま、腰だけ左右にねじってみる。

右にねじりやすいなら、右側の腸骨が後ろに傾いています。

左にねじりやすいなら、左側の腸骨が後ろに傾いています。

多くの方は、右側にねじりやすい傾向にあります。

自分の腸骨がどちら側にねじれているかがわかったら、その側の椅子の座面をちょっとだけ高くしてください。

方法は簡単。ハンカチを5㎜くらいの厚さに折って、坐骨（椅子の座面に触れている骨）の下に入れるだけです。

たとえば、骨盤の回旋チェックで、右にねじりやすいなら右の坐骨の下に、左にねじりやすいなら左の坐骨の下に入れます。

どちらの側の坐骨にハンカチを入れたら骨盤が安定するかがわかれば、**意識していつもその安定する側にハンカチを入れて座る生活**をするだけで大丈夫。日常生活での骨盤のゆがみが少なくなります。

デスクワークの方、長時間運転をされる方には特におすすめしたい方法です。

ポイント

骨盤のゆがみは「ハンカチ１枚」でよくなる！

～ズボラでもラクラク！　骨盤矯正法～

「坐骨の下にハンカチを敷きましょう」

「う～ん（めんどくさいな～）……明日からやろう！」

面倒だと思ったら、その「明日」は、永遠に「明日」のままです。

せっかく本で知識を得ても、行動しなければ、昨日と何も変わらない「今日」が続くのです。

そこで、骨盤をいい状態にしようと思ったら、環境を変えてみましょう。

あちこちに、ハンカチを置きましょう。

リビングルーム、食卓、自室の椅子、車の中、職場には常に置く必要があります。そして、バッグの中にも！

このくらいしないと、人はなかなか習慣を変えられないものです。

普段どおりに車に乗り込んだら、なぜかハンカチが置いてある⁉

「ああ、そうだ！　身体にいい姿勢をつくると決めたんだ」と思い出します。

職場に行って腰かけようと思ったら、なぜかハンカチが置いてある⁉

「ああ、そうだ！　身体にいい姿勢をつくると決めたんだ」と思い出します。

食事しようと椅子を見たら、なぜかハンカチが置いてある⁉

「ああ、そうだ！　身体にいい姿勢をつくると決めたんだ」と思い出します。

ゆっくりテレビ観賞しようとしたら、なぜかハンカチが置いてある⁉

「ああ、そうだ！　身体にいい姿勢をつくると決めたんだ」と思い出します。

習慣は無意識に行なっているから習慣なのです。

だから、習慣を変えるには、無意識だったものを意識に上らせる必要があるのです。

あちこちにハンカチがあったら、イヤでも意識できます。

自分がリラックスできる好きな色のハンカチを用意し、条件反射的に姿勢を意識できるようになるといいですね。

義務感ではなく楽しくできる工夫をしてください。

このような努力をすれば、早い方は3カ月、通常の方でも半年継続すれば習慣になるようです。多くのお客様の声から、そのような統計が出ています。

元気な老後のために！　いや、元気な明日のために！　ぜひ一歩を踏み出してください。

ポイント

いつでもどこでも「骨盤矯正ハンカチ」を

要注意！「浅い呼吸」で体液がよどむ

「深呼吸と肋骨？　深呼吸と体液循環？　それって、関係あるの!?」とあなたは思っているかもしれません。

はい、大いに関係があるのです。

呼吸、特に**深呼吸は、脳脊髄液の生産と循環に大きく関与しています。**

・階段を急いで駆け上がると息切れがする
・肩を上下して呼吸しないとなかなか普通の呼吸に戻れない
・いつも胸が苦しい感じがする

女性は特に、家事、育児、介護に追われ、このような症状に陥りがちです。

こうした症状の方に、「大きく深呼吸してください」とお願いすると「あれ？」と、おっしゃる方が多いです。

いつの間にか、自分の呼吸が浅くなっていることに気づかないまま生活していたのです。

あなたは大丈夫でしょうか？

試しに時計を見ながら、吸気の4倍の長さの時間（約20秒間）をかけて、鼻から息を吐ききってください。

いかがでしょうか？

このとき、「肩周辺が苦しい」「そんなに長く息を吐けない」という方は要注意です。

いつの間にか肋骨が本来の動きを失っていることが考えられます。

それは、肺が入っている胸腔という水風船が動けないことを意味します。

本来、肋骨はブラインドの羽のように上下に動いているものです。
ブラインドが開くと胸腔が広がり、たくさん息が入ります。
ブラインドが閉じると胸腔が狭くなり、息をどんどん吐くことができます。

この肋骨が動かないと、肋骨の下の方についている横隔膜も動くことができません。

深呼吸するにはこの横隔膜の動きが必要です。肋骨が動かないと通常の呼吸がしにくくなり、浅い呼吸になります。

すると、肺への酸素の取り込みが十分にできません。同様に、二酸化炭素の排出も十分にできなくなります。

血液の働きは栄養素と老廃物の運搬に加えて、酸素を身体中に運び二酸化炭素を体外に出すというものでしたね。

肺は、そのうちの「酸素の取り込みと二酸化炭素の排出」に関係している臓器です。

「深呼吸ができない、肋骨が動けない」状態は、たとえ体液が循環していても、細胞に十分な量の酸素が供給できていないことを意味しているのです。

ポイント

「深い呼吸」で肋骨を動かそう!

ひどい肩こりに効く3つの関節ストレッチ

「肩甲上腕関節」というと難しく聞こえるかもしれませんが、いわゆる**脇の下**です。脇の下で肩甲骨と上腕骨のつながるところを、専門用語でこう呼んでいます。

中高年になって五十肩やひどい肩こりで夜中に目が覚める方は、この肩甲上腕関節がうまく動けなくなっていることがあります。

肩甲上腕関節の部分には**「腕神経叢《わんしんけいそう》」**といって、神経の束があります。また、腕へ向かう血管やリンパ管が通っています。ここは体液循環の要になる部分の一つです。

あなたは、リンパマッサージで、この「脇の下」が詰まっていますよといわれた経験はないでしょうか？　この脇の下がまさに肩甲上腕関節です。

肩こりが慢性化してくると、脇の下につきたてのお餅が挟まったようになってきます。ひざの裏にこぶができている方を見たことがあるでしょうか？　あのようなしこりが脇の下にできてきます。

その脇の下のしこりは何かというと、老廃物がなかなか流れていけずに脇の下でよどんでしまい、その老廃物のうち粒子の大きいものが溜まってしまった状態です。

このような方は、もちろん肩もこりますが、いつも肩周辺の不快さで悩まされます。ひどくなると、耳鳴りや頭痛、奥歯の痛みなども起こってきます。

この肩甲上腕関節が動かなくなる状態は、次のようなプロセスを経て起こります。

・腕がぶら下がっているため、肩甲骨の動きが悪くなる↓肩こりが慢性化する↓脇の下が固くなる↓肩に体重をかけて横向きに就寝することが常態化する

この「常態化」が一定以上の期間続くと肩甲上腕関節の動きが悪くなり、夜中に目が覚めてしまうほどの夜間痛になります。「手がうずくように痛くて目が覚める」「どこに手を置いていいかわからない」という状態です。

うすうすおわかりかもしれませんが、こんなに丁寧に段階を踏んで時間をかけて悪くした関節は、簡単には治りません。

でも、方法がないわけではありません。時間がかかることを覚悟していただけるなら、有効な方法があるのでご紹介したいと思います。

ここまで悪くなってしまったらかなり重症なので、短気は禁物だと思ってください。

・まず、体液循環をよくするモゾモゾ体操（147ページ）を行ないます
・次に、肩甲骨を肋骨と別々に自由に動くようにしていきます

・・・肩甲骨のストレッチ①・・・

肩周りの老廃物を流す！

1

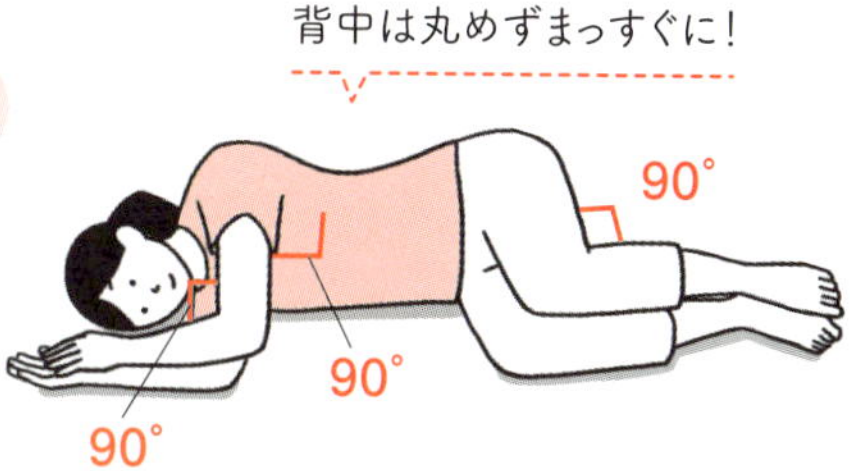

背中は丸めずまっすぐに！
90°
90°
90°

右側を下にして横向きに寝て、両足を曲げる
右手のひらを天井に向け、左手のひらを重ねる

2

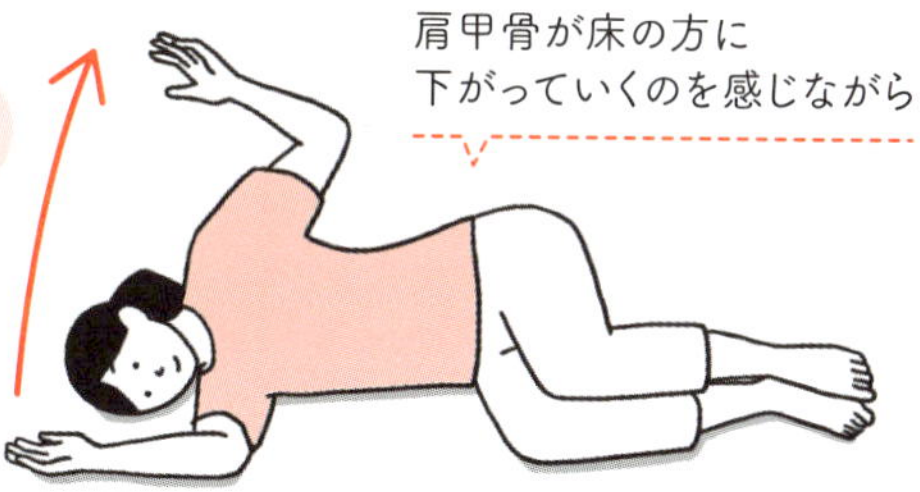

肩甲骨が床の方に
下がっていくのを感じながら

そのまま左手を開いていく
力を抜いて、90秒ジーッとする
ゆっくり戻して30秒休んだら、反対側も同じように行なう

3

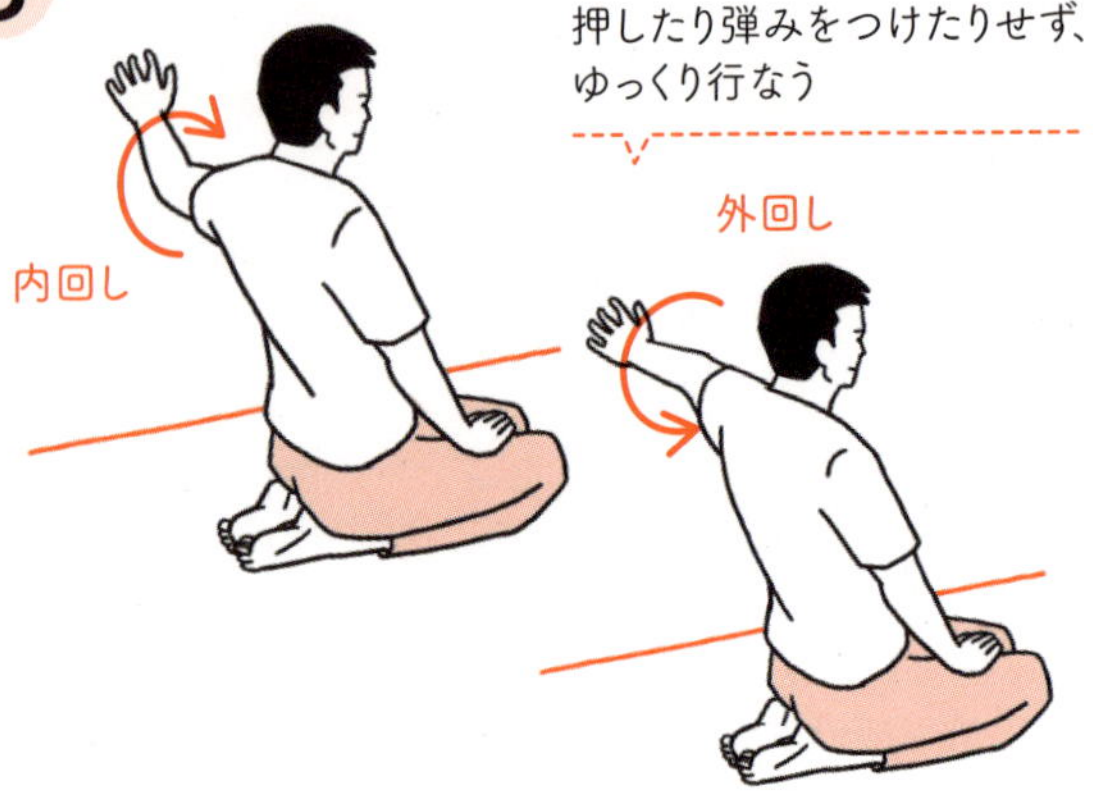
押したり弾みをつけたりせず、
ゆっくり行なう
内回し
外回し

肘を回すつもりでゆっくり内回し10回、
外回し10回を行なう

4

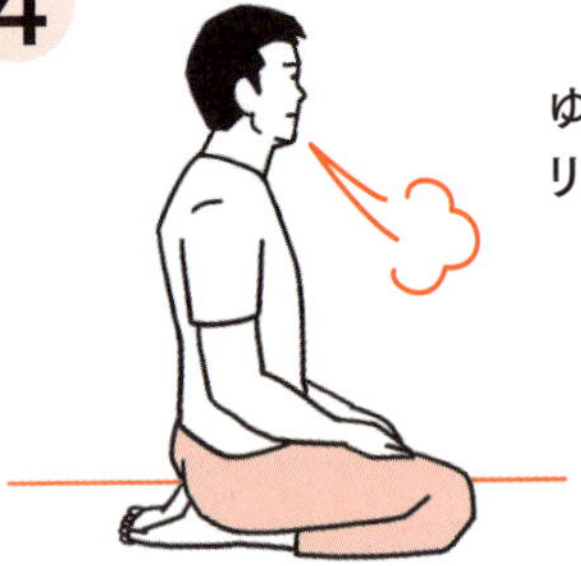

ゆっくり1の姿勢に戻り、
リラックスして3回深呼吸する

反対側も、1～4を
同じように行なう

・・・肩甲骨のストレッチ②・・・

「辛い肩こり」に効く！

1

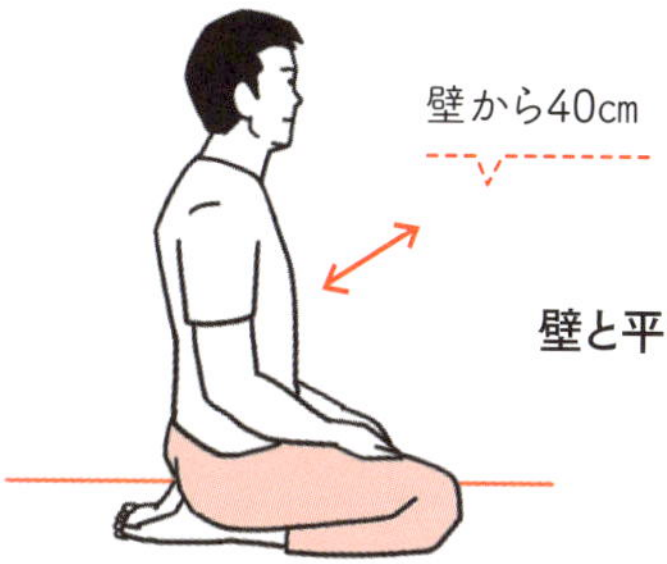

壁と平行に正座する

2

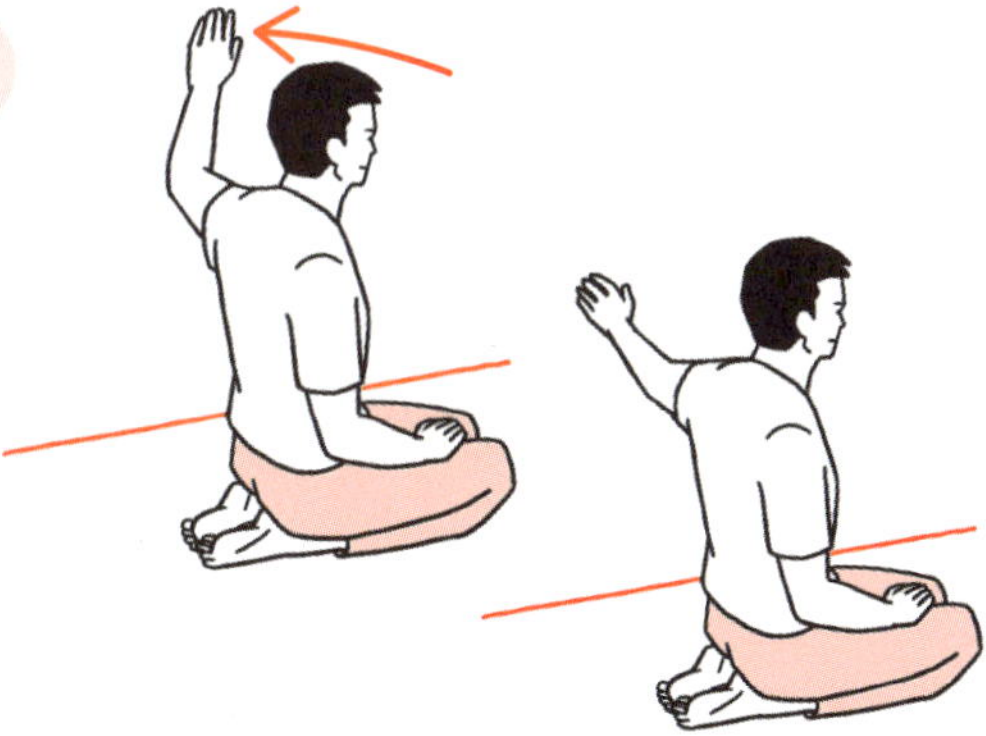

左腕を肩の高さに上げ、肘を曲げたまま、胸を開いていく
左腕を伸ばし5本指で支えて、自分の体重をあずける

1カ月ほど続けると、薄皮をはぐように楽になっていくと思います。運動ではなくストレッチなので、苦しいなと思ったときにこまめに行なってください。

そして、寝方を変えてください。

肩甲骨で寝るようにするのです。

どういうことか説明しましょう。

子どもの頃、枕なしで寝ていた時期があった方も多いと思います。

その「横向きに寝た」ときを思い出してみましょう。具体的にはどんな姿勢で寝ていたでしょうか？

もし、小さいお子様やお孫さんがいらっしゃる方は、寝姿を観察してみてください。

子どもは、横向きで寝ているとき、肩先に体重をかけて寝るのではなく、**肩甲骨に体重をかけて寝ています。**これが肩のこらない寝方です。

ところが中年以降、身体が硬くなるにつれ、だんだん「肩先で寝る」ようになります。

「肩先で寝る」とはどういうことでしょうか？

左のイラストのような肩をつぶして寝る寝方のことです。

肩先で寝ると、脇の下が圧迫されます。脇の下がいつも圧迫されていると、肩甲上腕関節がだんだん締め付けられます。それもそのはず。あなたの体重を、肩甲上腕関節にかけたまま寝続けるのですから。

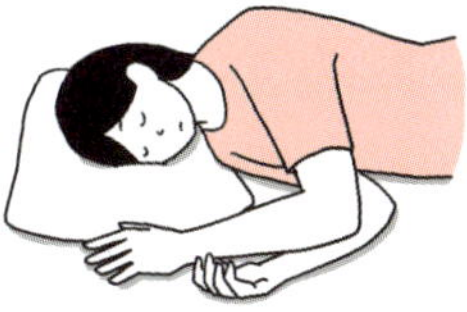

では、肩甲上腕関節のストレッチ法をご紹介していきます。

本来、肩甲上腕関節は治療が難しいものです。焦らずに行なってください。また痛みが強すぎるのも逆効果になります。痛いけれど気持ちいい程度にストレッチを行ないましょう。

●●・肩甲骨のストレッチ③・●●

肩甲上腕関節への負担を減らす

1

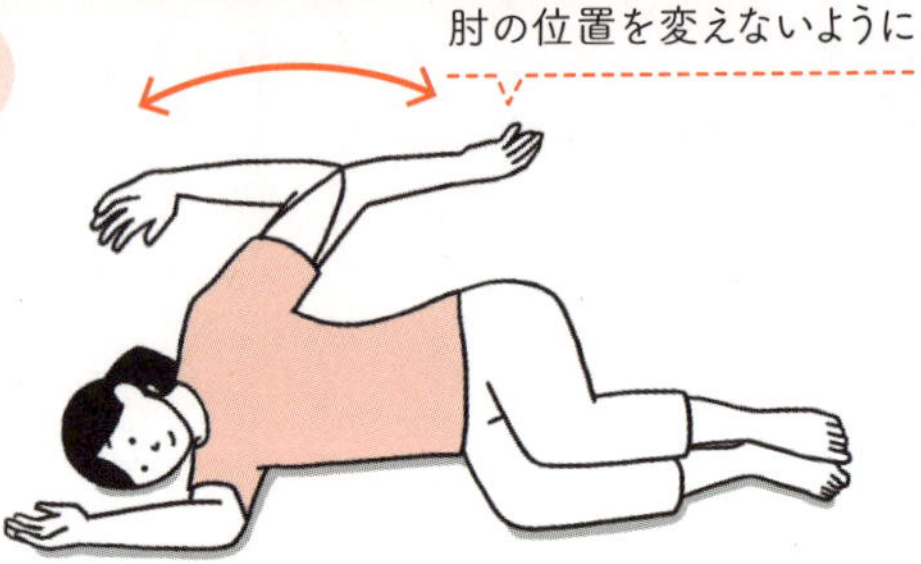

肩甲骨のストレッチ①の2の状態を60秒キープする
手を頭方向⇔足方向にゆっくり動かす

2

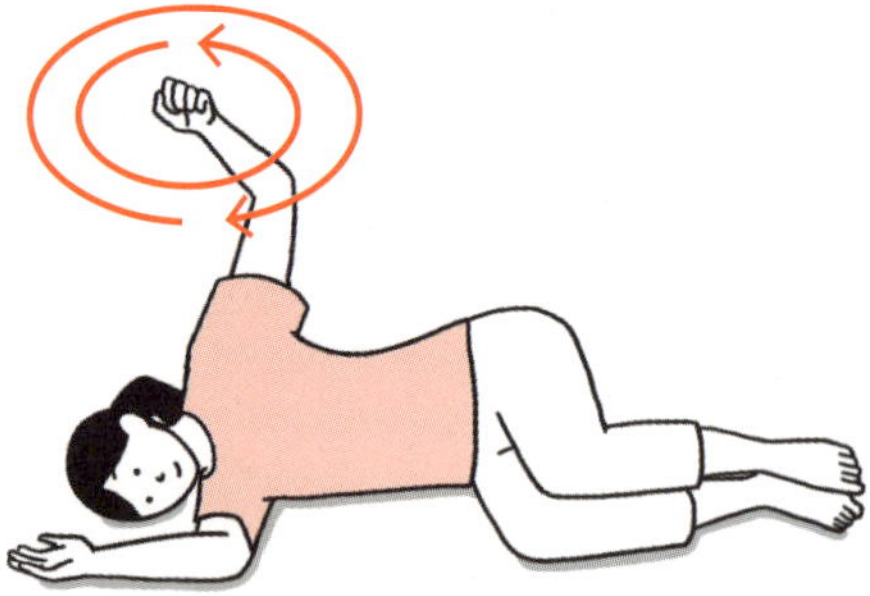

内回しと外回しをゆっくり10回ずつ行なう
30秒休んだら、反対側も同じように動かす

身体の循環は「足首」を見ればわかる！

60代半ばのお客様で、「車の運転中も左腰が痛い」「車から降りようとすると左のお尻が痛くて立ち上がることができない」という女性がいらっしゃいました。眉間《みけん》には深い縦じわが刻まれています。痛みに耐えてこられたのでしょう。

全身調整をして股関節の動きの制限を解除してひざ・足とチェックしていくと、左足首の前側に座りダコができています。痛みはないそうですが岩のように硬くなっています。その岩のように硬い座りダコの奥、足関節の動きが明らかに悪いのが感じられました。

詳しいいきさつを聞いてみたところ、高校のソフトボール部で活動していたときに、捻挫したことがあるとのことでした。直接痛い部位には関係なかったのですが、古い捻挫の後遺症が見られたので毎回治療しました。

週1回の施術で3カ月が経過した頃、左のお尻の痛みは、いつの間にか消えていました。

股関節の動きが悪かったのも、スムーズに動くようになりました。

一見関係のなさそうな足首を、なぜ丁寧に施術したのでしょうか？

足首は股関節のリンパの反射区（つながりをもった末梢神経）だからです。

彼女は明らかに骨盤がゆがみ、股関節の調子が悪くなっていました。

その原因を足関節だと判断したのです。

彼女は、それまであちこちで施術を受けてきました。

どのような施術を受けてもいっこうによくならなかったのは、この足首の隠れた悪さが原因だったと思われます。

骨盤がねじれ、股関節の調子がよくないと、血液やリンパ液の流れが悪くなることは前にもお伝えしました。

この女性ほどひどい症状でなくても、骨盤がゆがみ、体液循環が悪いと、脚から腹部に戻っていく血液やリンパ液の流れが悪くなります。

すると、少しずつ足裏から老廃物が沈殿してきて、脚全体がむくみ、特に足首が硬くなってきます。

また、坐骨神経痛のような痛みが出てくることもあります。しびれを伴う方もいます。

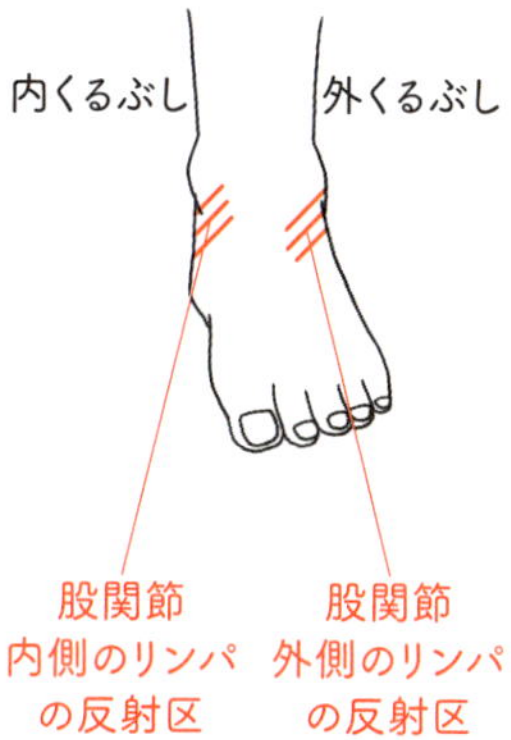

仕事から解放されリビングでほっとするとき、お風呂でゆったりしたときに**足首をチェックすると、体液循環がよどんでいるかどうかがわかります。**

［ここをチェック！］

・足の甲が盛り上がっていないか

・足の裏がスッキリしているか
・足首が前後左右にスムーズに動くか
・足の指でグーチョキパーの「パー」をしたとき、指がバラバラに開くか

もしあなたが、「あれ？　もしかして私……よどんでいる？」と思ったときは、モゾモゾ体操と深呼吸をしてください！

ポイント

足首が動きづらい人は要注意！

～ふくらはぎが硬いと、血液が心臓に戻れない～

私はアキレス腱を断裂したときの手術痕がある方が治療院にお越しになると、「どうしてアキレス腱が切れたのですか？」と聞くようにしています。

さぞハードな運動をしたり、走りすぎたりして切れたのかと思うと、そのような原因はむしろまれのようです。

「普通に走っていたらバキッと音がして断裂してしまった」「ママさんバレーで着地したらバキッと音がして切れていた」など、そんなにハードな運動をしなくても、アキレス腱は切れてしまいます。

アキレス腱が切れやすい方に共通しているのは、**ふくらはぎの筋肉が硬い**ことです。

ふくらはぎの筋肉はすべて、くるぶしの骨から足裏、指先まで伸びています。そしてアキレス腱が切れやすい方の足をよく観察すると、アキレス腱の周りにセルライトのようなものが溜まっています。

ふくらはぎは、身体の末端から血液を心臓に戻すためのポンプの働きをしています。ふくらはぎの筋肉がぎゅっと収縮すると、間に挟まれている静脈管はぎゅっと圧縮され、この圧縮力で血液を心臓の方に押し上げます。圧縮が解除されたとき、重力方向に押し戻されないように弁がついています。

このことは、前にも一度ご説明しました。

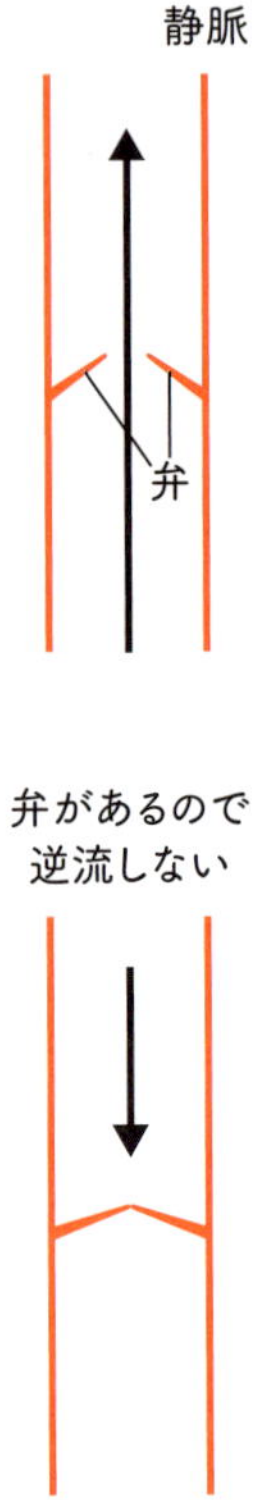

ふくらはぎの深部にある3つの筋肉は、くるぶしの近くで腱になり足の裏から

指先まで走っています。アキレス腱を細い腱になって通過した後、足裏に回り込む形です。

ちょうど、長い腱を通過させる「滑車」の役目をくるぶしが果たしているイメージです。

そのため、このアキレス腱と、くるぶしの周りが硬くなると、くるぶし周辺を通過する腱がうまく動けず、当然の結果としてふくらはぎの筋肉も足裏の筋肉も十分に働くことができません。

すると、血液を戻すためのポンプがうまく働きません。ポンプがうまく働かないと老廃物が戻っていけません。とりわけ大きい老廃物が戻りにくくなります。

その結果として、足裏やアキレス腱周りに老廃物が溜まっていくのです。

［ここをチェック！］

・アキレス腱の周りが10代の頃より太くなった

・アキレス腱を横からつまもうとすると、余計なものがついている
・アキレス腱のストレッチをすると痛い、十分できない
・朝起きると、ひざから下が重だるい
・いつもひざから下が気になる、重りがぶら下がっているようだ

もし一つでも自覚があるなら、モゾモゾ体操と深呼吸を行なってください。
このように、体液循環をスムーズにするための下半身機能がうまく働いているかどうかは、アキレス腱周りを見ればわかります。リラックスしているときや入浴中に、アキレス腱周りをチェックする習慣をつけましょう！

ポイント

ふくらはぎのポンプで、下半身の老廃物を押し流す！

体液循環の改善は、ねこ背もO脚も治す！

胃が痛いとき、みぞおちを押さえて「イタタタタ……」と前屈みになりますよね。便秘でお腹が痛いときもその部位を守って前屈みになります。私たちは命に直結する内臓を守るとき、前屈みになるのです。

体液循環がよくなることで血行が促進されると、胃や大腸に血液が行き渡り、栄養が運ばれ本来の働きができるようになります。

すると、内臓を守るように背中を丸めていた身体はもう丸めている理由がなくなり、すっと伸ばすことができるようになります。

体液循環がよくなると、内臓への血液・リンパ液の流れがよくなります。自然治癒力が最大化され、内臓機能を高める方向に身体が反応し始めるのです。

弱っていた内臓が元気になれば、内臓をかばっていた身体は解放され、すっと伸びるようになります。**ねこ背やO脚は体液循環をよくすることで改善されることがある**のです。臨床現場では日常的に目にする光景です。

たとえば怪我をして出血しても、その傷が治らないということは通常ありません。

手術をして、傷口がふさがらなかったということもありません。

80歳の人でも90歳の人でも、「傷が治らない」ということはまずありません。

ただ、治るには若い頃よりも多くの時間がかかるというだけです。

ところが、あら不思議！　多くの方は腰痛やひざ痛で医師から、「老化ですね」といわれると、その言葉をうのみにしてしまいます。そして治らない痛みだとあきらめてしまいがちです。

これっておかしいと思いませんか？

身体は、本当は治りたくて仕方がないのです。

どんなに「痛い」「辛い」といって治療院に来られた方でも、体液循環をよくして関節を構造上正しい位置に誘導してあげれば、よくなっていきます。

もちろん1回で治る人もいれば、時間がかかる人もいます。しかし、どなたも回数を重ねるにつれ、よくなっていきます。まったく症状が変化しなければ老化かもしれませんが、**改善の余地があるなら、それを老化のせいにするのは間違っている**のではないでしょうか。

70歳を過ぎて「変形性膝関節症」と診断され、やっとの思いで歩いてこられた方がいました。左のひざは変形し、熱を持っていて湿布が貼られていました。そのお客様はいいました。

「このひざ、取り替えられたらいいのにね！」

健康を害したとき、たとえばこのようにひざが痛くなったとき、ひざを悪者のようにいう方がおられます。

本当にそうでしょうか？

もし身体が口をきけたら、何というのでしょうか？

ひざにはひざの役割があり、目一杯頑張ってくれています。ひざの持ち主であるあなたを「ご主人」とすると、ひざはご主人に忠誠を誓い、黙々と作業しているはずです。

以下、普段「横座り」しているご主人と、頑張っているひざの会話です。

ひざ：この頃、やけに変にひねられてるな？　最近ご主人様は、姿勢が悪すぎるんじゃないの？

主人：……（気づかず無視）。

ひざ：仕方ないな？　辛いけどなんとかバランスとって頑張るしかないな。

主人：……（気づかず無視）。

ひざ：こんなに無理してサポートしてるのに、ご主人様、そろそろ気づかないのかな？　もうフォローするのも限界だぞ……。

主人：あれ？　この頃ちょっとひざが変だな？

ひざ：あ〜もうダメだ、ボクも疲れてきて守ってあげるの限界！

主人：ひざが痛くなってきたぞ、おかしいな、なんでひざが痛いんだろう？
　何もしてないのに。

ひざ：ああ、やっと気づいてくれたようだ。

主人：このひざさえ痛くなければいいのに。湿布でも貼ってみるか。

ひざ：え？　違うって……ご主人様が横座りするからいけないんだよ。ひざは曲げる動作には強いけど、ねじったまま体重かけられると辛いんだよ。わかってよ！

主人：湿布も効かないか。整形外科でレントゲンとってみよう。

医師：レントゲンではなんともありませんね。お薬出しますから様子を見ましょう。

主人：そうですか？　できれば取り替えたいくらい痛いんですけど……仕方な

い、マッサージでも行ってみるか。
片平：姿勢、悪くしてませんか？　ひざは蝶番《ちょうばん》関節といって屈伸がメインの仕事です。ねじって使い続けると無理がきます。心当たりありますか？
主人：そういえば、テレビを見るときは横座りしてます。
片平：それが原因かもしれませんね。では、ひざに無理がかかってゆがんだ部分を元に戻しておきますので、横座りはやめましょうね。ひざだって、もし話すことができたら文句をいいたいはずですよ。ひざは悪いところじゃなくて一番頑張ってくれていたところなんです。だから、今までありがとうって感謝して過ごすと早く楽になりますよ。
ひざ：やっとわかってくれたか……よかった！
主人：そうだったんだ。ひざ君ごめん！
ひざ：努力が報われた気分だ。またご主人様のために頑張るぞ！
いかがでしょうか？　きっとこんな会話がされるのではないでしょうか。

身体は、健康に生まれた方であれば外傷（事故・転倒などの外からの刺激）以外には対応できるようにつくられています。

どんなに辛くても、全身でバランスをとって、なんとか全体として一つの行動ができるように連携しています。だから、本来の正しい姿勢で過ごし、水風船である身体の中の循環をよくしておけば、健康でいられるのが普通なんです。

もし、痛いところがあったなら、**普段の生活で不自然な姿勢をしていないか点検すると、痛みの原因が見つかる**かもしれません。原因が見つかれば、その原因を解消すればいいだけです。

薬や注射は一時的な処置です。そうではなく、正しい姿勢に変えることができれば、一生あなたは元気でいられます。

ポイント

「正しい姿勢」に変えれば、一生元気でいられる

骨と粘膜を丈夫にするのも、体液の循環!

体力が落ちたり疲れたりしているときは、体液の循環機能が落ちているときです。

そのようなときは身体のすみずみに栄養素が十分届いていません。全身が栄養不足でくたびれた状態になっています。

このような状態で、たとえば「骨を丈夫にしたい」とカルシウムを摂取しても、そもそも消化するための内臓の働きが落ちているので、吸収されずに体外に出ていってしまうだけです。

疲れていると感じたときは休養が必要です。

休養として最適なのは、横になって寝てしまうことです。

寝ている間に、落ちてしまった循環機能を回復させることができれば、身体の老廃物回収能力がアップします。

老廃物の処理が済んできれいになった身体に栄養を取り込めば、今度こそ栄養素を細胞に届けられるようになるのです。

特に**胃腸の粘膜はダイレクトに糖分やアルコールを吸収する仕事をしている**ので、その働きの前提として、体液循環がいいことが非常に大切なのです。

ポイント

「疲れやすい……」というときは、体液がよどんでいるかも？

3章

「ゆがみ」「よどみ」がみるみるなくなるエクササイズ

痛みの原因は、痛いところにはない

肩がこったら肩にトラブルがある、とは限りません。
腰が痛いから腰にトラブルがある、とは限りません。

5万人以上の方を診てきて、「痛みの原因は、痛みがあるところにはない」ことが多いことに気づきました。特に「3カ所以上治療院を変えてみたけれど治らない」という方に、その傾向が強いようです。

「古傷がうずく」という表現があります。
腰痛の原因を探していったら、学生時代の捻挫で重心軸がずれたのが根本原因だった。

外反母趾《がいはんぼし》はハイヒールのせいかと思ったら、股関節のズレが原因だった。

五十肩はひざを痛めたのが原因だった。

など、原因が「離れた古傷」にあった例は、挙げていけばキリがありません。

座り仕事が多い現代人は、前屈みで長時間過ごすことが多くなっています。そのため、姿勢が悪いせいでさまざまな症状を引き起こすことも多いようです。姿勢が悪いと身体という水風船が前側につぶれます。すると、肺を包む胸腔という水風船と、内臓を包む腹腔という水風船もつぶれます。


つぶれていびつになった水風船の中を通るホース（血管・リンパ管）は、軽く踏まれたような状態になります。ホースが踏まれるとそこから先は流れが悪くなり、つぶれた水風船の中は流れが悪くなります。そして徐々に、身体全体の水風船の中の流れがよどんできます。

体液の流れが全身的によどんで、たまたまパソコンを長く見ていて肩がこったとしたら、その肩の部分だけマッサージするのは、木を見て森を見ない状態です。

そのようなときは、水風船の中のホースの流れ、つまり体液の流れを先に改善した方が、早く身体が楽になります。

多くの方はこの事実を知りません。説明してもなかなかわかりません。なぜなら**「身体は各部分が独立しているわけではなく、全体で一つなのだ」**という意識がないからです。

そのため、ひざが痛いからといってひざに湿布を貼ったり薬を塗ったりします。肩こりだからと肩ばかりもんでいます。腰が痛いからと腰ばかり指圧しています。

このことを、はさみを例にとって説明します。

はさみを落としてネジが緩んだのに、そのまま使っていたらバランスが崩れて、片側の刃がすり減り、まっすぐ切れなくなったとします。

この場合、切れなくなったからといって、刃をいくら研いでもダメですよね。ネジを締め直す必要があります。

身体も同じです。**捻挫→ひざの痛み→腰痛→肩こりときていたら、そもそも捻挫を治せば全部が改善されるはずです。**

身体は全体で一つ。

捻挫でバランスが崩れると、水風船がいびつになります。いびつになると体液循環が悪くなります。

あなたが、バランスが崩れるような生活や運動をしている場合は、水風船のいびつさを自分で治すセルフケアが必要になるわけです。

ポイント

身体は全体で一つ

「勝手に治る」とイメージする

手に切り傷ができたとき、あなたは「さあ、これから治すぞ」と思いますか？

そんなことはありませんよね。身体はあなたが頼まなくても勝手に、切り傷ができた瞬間から自分自身を修復する方向に働き始めます。


同じことは、肩こりや腰痛などにも当てはまると思いませんか？

ぎっくり腰で直角に腰を曲げて来院される方でも、五十肩で腕が回らなくなっている方でも、**構造上正しい位置にセットし直せば勝手に治っていき、正常に動かせるようになります。**

もっとも、1回の施術で必ず正常な位置に落ち着くとは限りません。ひどい状態が長かった方は、5回、6回とかかることも多いです。もっと施術回数が必要な方もいらっしゃいます。
でも、間違いなく改善します。

治療家の私たちが行なっていることは、痛みを消すことでもなく、苦痛を和らげることでもなく、ただ解剖学的に正しい位置に落ち着くように施術するだけです。それだけで勝手に痛みが消え、苦痛がなくなり、曲がった腰がまっすぐになり、上がらなかった腕が上がるようになります。

それは何を意味するのでしょうか？
身体には、治る力があるということです。
身体は自分で治れる位置まで誘導してあげれば、勝手によくなり始めます。その治る力を引き出すために治療家がいるだけのことです。

私自身も、かつて4度目のぎっくり腰になったときは「身体って、なぜ動けなくなったりするんだろう……」と情けなく思ったものです。

今だからわかるのですが、それは「自然治癒力が働けないほどに参っていますよ。休んでください」という身体からのサインだったのです。

だから、**身体に痛みが出たときは、気づかずに無理をかけていたサインだと思って、身体が治りやすい環境、自然治癒力が高まる環境を整えてあげましょう。**

もちろん、**自然治癒力が高まる環境とは、体液循環がいい状態のことです。**

今まで私たちは苦しい箇所にばかり意識がいって、「体液を流す」ということを考えなさすぎたのかもしれません。

ここからは、リンパ液、脳脊髄液、血液の順に、流れをよくするためのポイント、いわば「マンホール」にあたる部分を解説していきます。

ポイント

「体液循環」がいいと、「治りやすい身体」になる

〜リンパのポイントは3つ！〜

まず、リンパ液の流れから見ていきます。リンパが流れるためのポイントは、

①鎖骨
②脇の下
③鼠径部（脚の付け根）

の3カ所です。

①鎖骨

ここでいう「鎖骨」とは、胸骨と鎖骨をつなぐ「胸鎖関節」の部分を指します。

この胸鎖関節の深部は胸管という太いリ

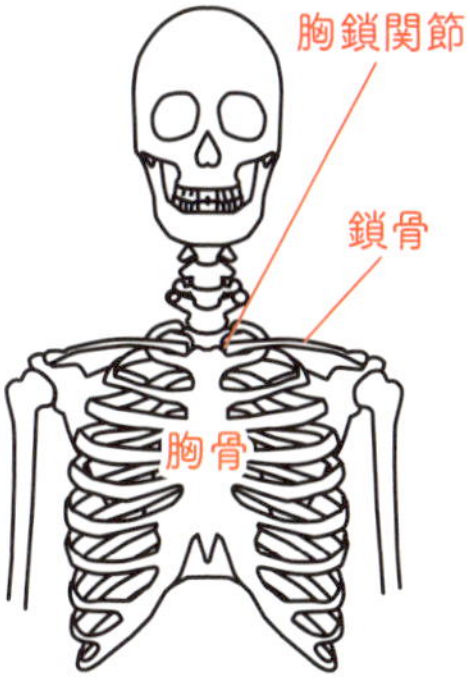

ンパ管に向かう場所なので、とても大切です。右側には右胸部、右腹部からのリンパ液が流れ込み、左側にはそれ以外の全身のリンパ液が流れ込んでいます。そして静脈に合流して心臓に戻っていくのです。

左側には、全身の70%のリンパが流れ込むと思ってください。

ここの流れが悪いと、たとえ②脇の下や③鼠径部の流れをよくしても、最終的にリンパが流れきらないということが起こりますので、非常に重要なポイントです。

②脇の下

いわゆる「振り袖」をなんとかしたいと思っている女性にとっては気になる部分です。脇の下は腕神経叢という腕へ向かう神経の束が通ります。さらに腕と体幹を行き来する血管やリンパ管もここを通ります。

ノースリーブのモデルさんは二の腕がすらっと細いです。

健康な方は、脇の下がスッキリしてえぐったようにくぼんでいます。この脇の

「脇の下」のリンパチェック

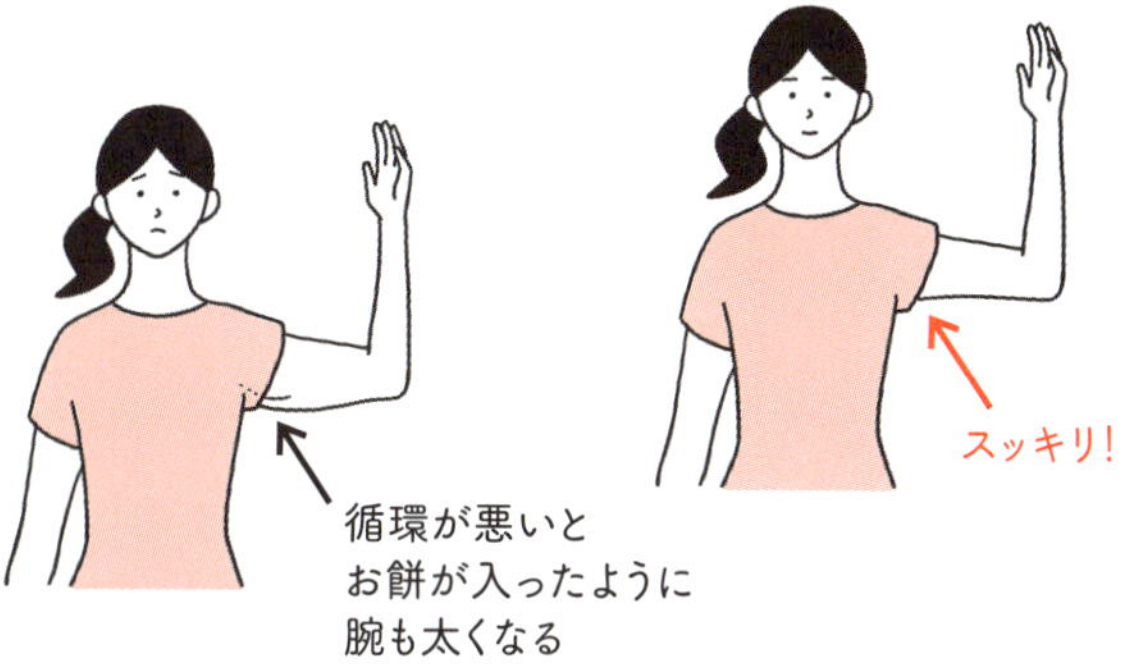
循環が悪いと
お餅が入ったように
腕も太くなる
スッキリ！

下につきたてのお餅があるような状態だと、ここを通る血管やリンパ管は圧迫されて十分機能しなくなります。

③鼠径部

いわゆる「パンツのゴム」の線上で、恥骨の出っ張りのふもとを触ってみてください。ペコッとした凹みがあります。ここが「大腿三角」（78ページ）といわれるところです。

この大腿三角には下肢と腹部を行き来する血管・リンパ管・神経が通っています。この大腿三角が圧迫されたりゆがんだりして窮屈になると、下半身

「鼠径部」のリンパチェック

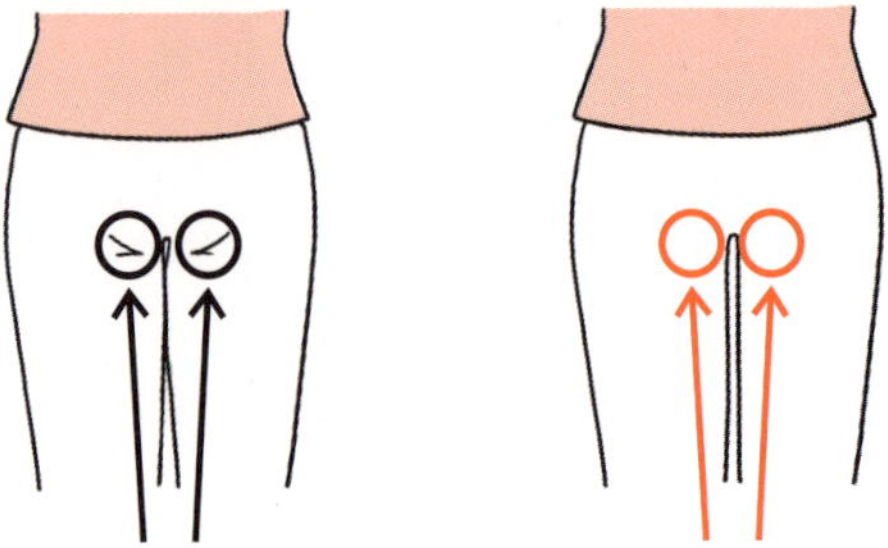
循環が悪いと
硬くしこりのようになる
正常ならペッコリ
くぼんでいる

の血流やリンパの流れが悪くなります。

健康なら、この大腿三角の部分は「ペコッ」とくぼんでいるのが正常です。

もしここが膨らんでいたり硬くなったりしていたら、血管やリンパ管が押しつぶされた状態だと考えていいでしょう。

このような場合でもご安心ください。モゾモゾ体操で改善することができます。

ポイント

鎖骨、脇の下、脚の付け根に注目！

リンパを流す「簡単ストレッチ」

70代半ばのやせて上品な女性が、「この頃足がむくんで苦しいの」と訴えて来院されました。遠方からいらしたので、月1回の来院がやっとだといいます。

そこで、**自宅でできる簡単な股関節のストレッチ法**をご紹介しました。

すると次の月に来院されたとき、物静かな彼女がにっこり笑っておっしゃいました。

「あのストレッチを実践したら足がむくまなくなったの」と。

このように、これから紹介する方法はあまりにも簡単ですが、効果は抜群です。

大腿三角が膨らんでいたり、しこりがあったりする方はぜひ試してみてください。

3

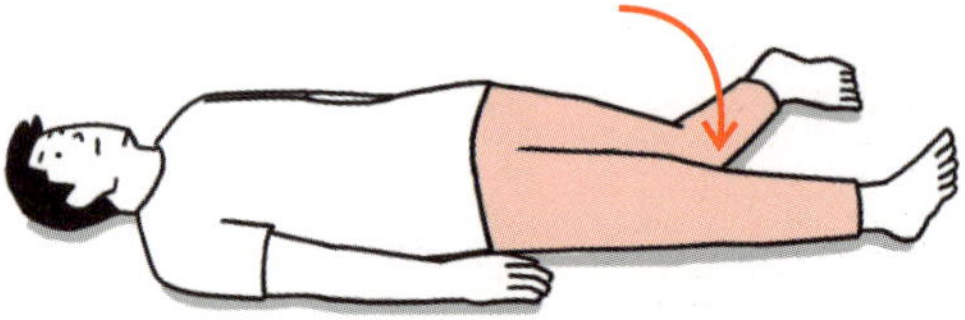
脱力しながら倒す

左手で左太ももを軽く押すように
補助しながら、左ひざを右へ倒す

4

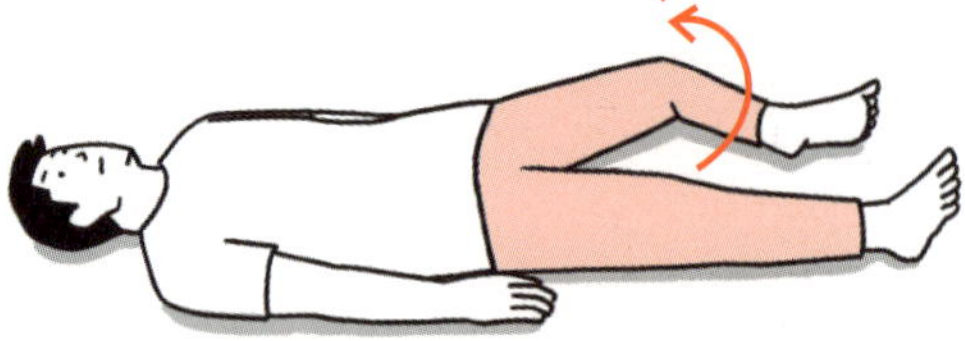
通常は3の反動で左へ戻るので、自然に行なう

左ひざを左へ倒す

3、4を10回繰り返す
右脚も同様に行なう

・・・股関節解放ストレッチ・・・

「リンパ」を流して、「むくみ」をとる

1

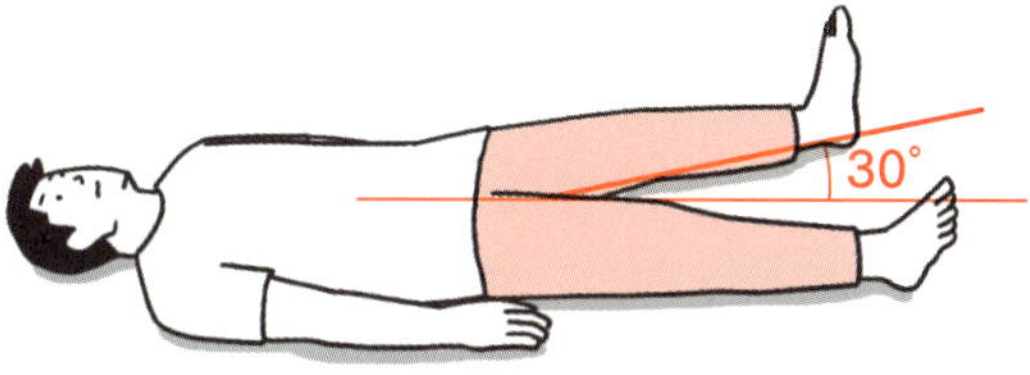

あおむけに寝て、左脚を正中線から30度開く

2

1の位置で左ひざを直角に立てる

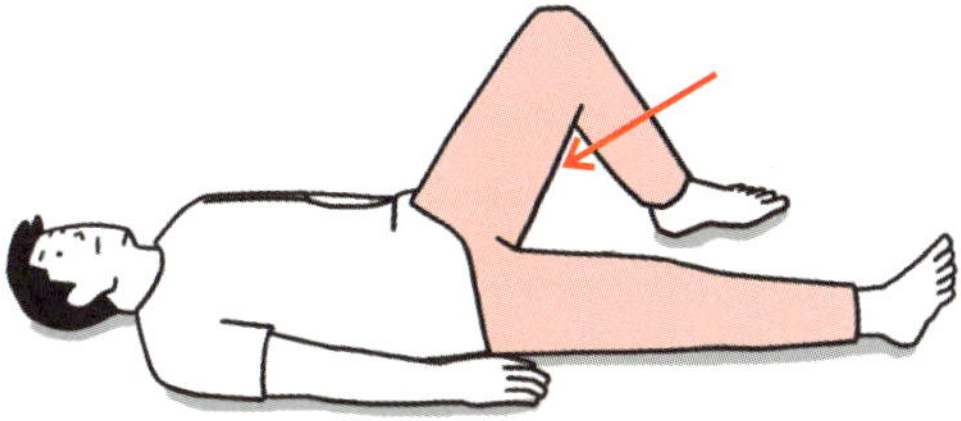

・・・脇の下と鎖骨の同時ストレッチ・・・

「リンパ」を流して、首・肩をスッキリ!

CHECK!

次に脇の下と鎖骨を同時にストレッチする方法を紹介します。寝ながら行なうのが一番脱力できますが、座った状態や立った状態で行なってもOKです。

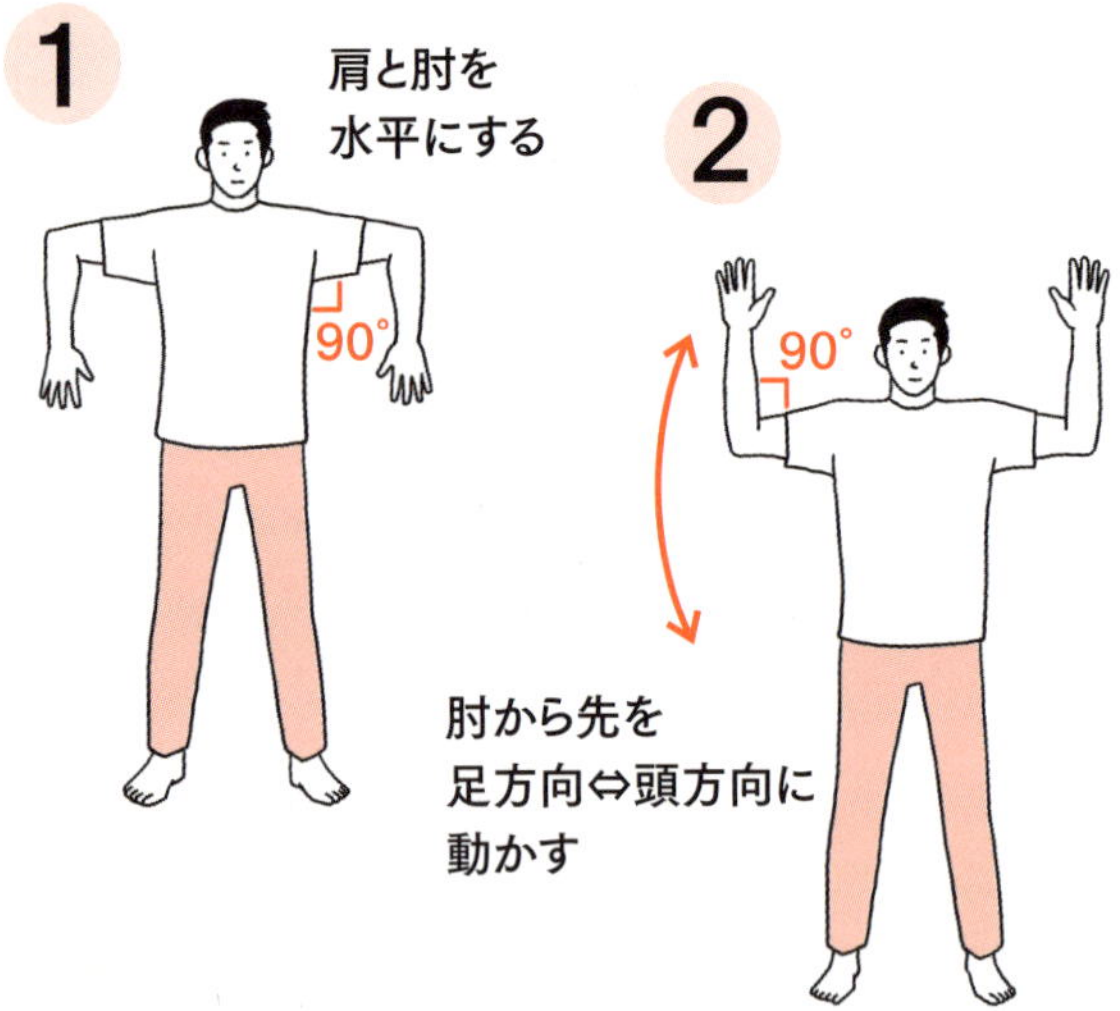

1
肩と肘を
水平にする
90°
2
90°
肘から先を
足方向⇔頭方向に
動かす

「肩周りが気持ちいい」と感じるスピードで10往復する

リンパマッサージの仕上げ！

リンパは「ゆっくり」流れている、と前述しました。

リンパは1秒間に1㎝弱しか流れません。

血液は1分で全身をめぐるのに、なんてのんびりなのでしょう……。

ほとんどの場合、**日中は下に向いている脚を就寝時に水平にすることで、リンパの流れはとてもスムーズになります。**

横になって寝ると身体が水平になるため、起きているときよりも心臓に向かう血液やリンパ液の戻りがよくなります。

そのため、健康な状態であれば、日中の仕事や生活で夜足がむくんでいても、朝起きると、むくみがとれています。

ところが夜更かし、睡眠不足、飲酒などでむくみがとれにくくなっている方もおられます。そうした方は、寝るだけではむくみがとりきれない状態で、かなり深刻です。

このようなときは、寝ている間にリンパの「関所」にあたる部分を解放してあげることで、流れがよりスムーズになります。

これから紹介する方法で10分ほど寝ていただくと、湯上がりのように身体が軽くなって、ほっぺがほんのり赤くなります。明らかに体内の循環がよくなったのが、第三者から見てもわかります。

10分寝た後立ち上がると、ご本人も「わあ！　身体が軽いです」と一様におっしゃいますので実証済みです。

寝ながらリンパが流れやすい位置に身体をセットすることができれば、**ただ横になっているだけでリンパを流し続けることができます。**

リンパの流れをよくしたい方、鼠径部（脚の付け根）が硬い方、脇の下にお餅が挟まったような方が、あっと驚くステキな方法です。

コツは、

鼠径部と、脇の下の引っかかりをなくす

ことです。

つまり、血液やリンパ液が手足から体幹に戻っていくところの「マンホールの蓋」を開けるようなものだと思ってください。

長年の施術で試行錯誤して、その秘密は角度にあり！　ということに気づきました。

上肢から体幹への接続部「脇の下」、下肢と体幹の接続部「鼠径部」にあるマンホールは、**「ある角度」**にするとパカッと開くのです。

では、リラックスして行なってみましょう。

3

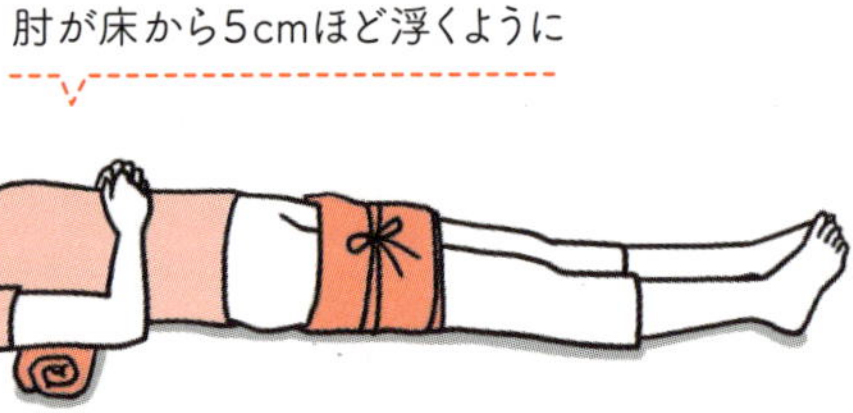

二の腕の下にタオルを入れ、
背中にしわを寄せたまま脱力し、
手を組んで10分そのままの姿勢でいる

リンパの同時ストレッチ

脇の下と鼠径部の「リンパ出口」を開く

1

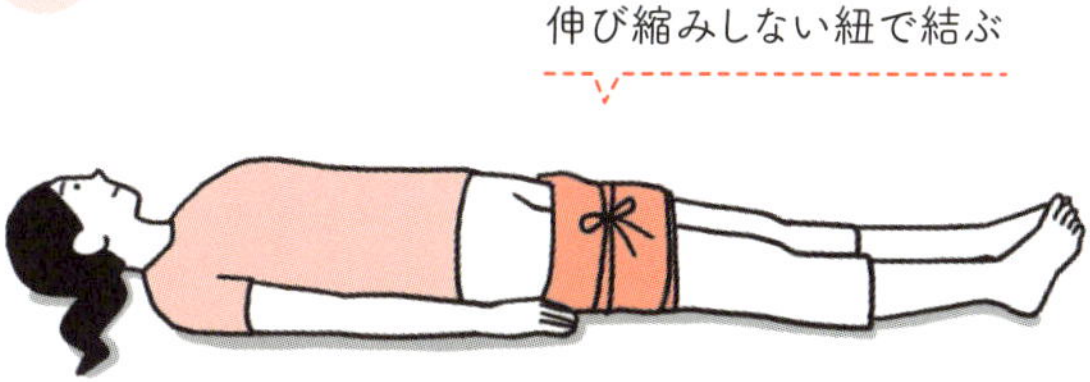

伸び縮みしない紐で結ぶ

太ももにバスタオルを巻き、紐で固定する
脚全体を少し内股にする

2

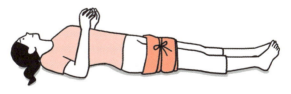

背中にしわを
寄せるイメージ

胸を広げ、背中を浮かせる

このストレッチは10分で効いてきます。サロンでは治療後このように固定して寝た状態で休むと「体液がグルグル回っているのがわかる」とおっしゃる方も多いです。もちろんこれは感覚の問題で、正確に行なっていれば何も感じなくても十分効いていますので安心して行なってください。

10分したらほどいていただいてもかまいませんが、通常はあまりの気持ちよさにコトンと寝入ってしまう方が多いです。

就寝時に行なう方は、この状態のまま寝ていただいてまったく問題ありません。

さて、ここまではリンパを流す方法を述べてきました。

誤解のないよう申し上げておきますが、私は身体の不調に対して、マッサージを一切やめなさいと提案しているわけではありません。

家族間のスキンシップにもなりますし、マッサージは気持ちいいものです。

でも、誰にも頼らず、グッズも使わず簡単な操作で、体液が調整できて身体の不調が治るとしたら、その方法も知りたいと思いませんか？

骨格を自分で整えることは難しいですが、**体液循環をよくすることなら、やり方を知っていれば誰でもできます。**

簡単なのに今まであまり注目されてこなかった方法が、**脳脊髄液の循環と生産を促す**やり方です。

次の項目から詳しく説明していきます。

ポイント

リンパを流すには「角度」が大切

〜なぜ、脳脊髄液を流すことが大切なのか？〜

私が「頭蓋骨調整」を始めてから、もう25年以上が経過しています。その間多くの方の自律神経のトラブル、原因のわからない赤ちゃんの発熱やミルク吐瀉《としゃ》、癲癇《てんかん》などいろいろな症状を改善してきました。

そして、私は、自分の子どもが帝王切開で生まれたので、産後にあることを試みました。

赤ちゃんは帝王切開で生まれると、産道を通ってくるのと違って突然外気圧を受けることになります。そのため、頭蓋骨縫合に大きなショックがかかるといわれています。

それは本当だろうか？　そんなに頭は硬くなるのだろうか？

硬くなるなら、どんなふうに変化していくのだろうと思い調べてみたのです。

それまでもたくさんの赤ちゃんやお子さんを診てきていたので、頭蓋骨の健全な状態も、頭蓋骨の縫合が柔らかく動く状態も、手の感覚として知っていました。

赤ちゃんの頭というと、頭蓋骨は小さく、大人のように縫合が噛み合っているわけではないので、硬いなんてあり得ないと思うでしょう？

〔頭蓋骨を下から見た図〕

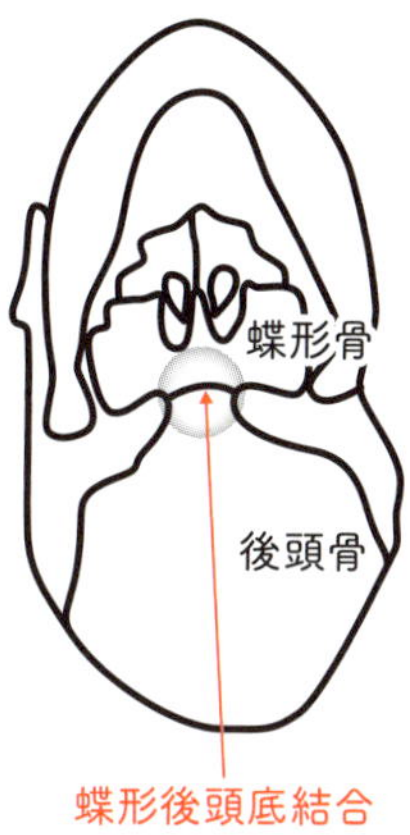

でも、不思議です。娘の頭はカッチカチでした。一般にいわれているように、帝王切開で出てくると赤ちゃんの頭は硬くなるのです。全体的にも硬くなりますが、特に**「蝶形後頭底結合《ちょうけいこうとうていけつごう》」**というところが硬くなります。
蝶形後頭底結合は、後頭骨《こうとうこつ》（第一頸椎

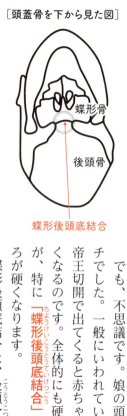

と隣り合う頭蓋骨）と蝶形骨《ちょうけいこつ》（こめかみの骨）のつなぎ目です。

蝶形後頭底結合が動かなくなると、娘は決まって熱を出しました。その度に、その蝶形後頭底結合をゆるめることで平熱になることを何度も確認してきました。

おかげで私の子どもは定期検診や予防注射、ウイルス性の発熱、中耳炎、虫歯以外でお医者さんには行っていません。ウイルス性の発熱でなければ、子どもが寝ている間にこの蝶形後頭底結合を操作して、改善することができるのです。

脳脊髄液の治療は一般的ではないですし、しっかり行なってくれるところもそんなにはありません。けれども、この**脳脊髄液を上手に循環させることができれば、3つの体液、つまり脳脊髄液だけでなく、血液、リンパ液までもが滞りなく全身をめぐるようになります。**

ポイント

脳脊髄液を流せば
血液、リンパ液も流れ出す

脳脊髄液の循環のしくみ

蝶形後頭底結合は、頭頂の方向と足の方向に、常に動いています。

蝶形後頭底結合が頭頂の方に動くことを「屈曲」といい、**このとき脳脊髄液が生産されます。**

逆に、蝶形後頭底結合が足の方に動くことを「伸展」といい、**このとき脳脊髄液が循環します。**

屈曲と伸展は、2~3秒に1回のリズムで繰り返しています。

さらに、この屈曲と伸展は、仙骨《せんこつ》と連動しています。

この屈曲と伸展の動きは、赤ちゃんがお母さんのお腹の中にいるときから始まっていて、**第一次呼吸**といわれています。

子育ての経験がある方ならピンと来ると思いますが、赤ちゃんをだっこすると、頭と腰（仙骨）が〝モクモク〟動いているでしょう？

その動きが、第一次呼吸の動きです。

この頭と仙骨の動きがあるときは、体液循環は順調にコントロールされているといっていいでしょう。

転倒して頭を強打したとか、尻餅をついて尾骨や仙骨をしたたかに打ったときにこの動きが阻害されることがあります。

第一次呼吸を正常にするために自分でできる方法が、次に説明するモゾモゾ体操と深呼吸です。

「脳脊髄液」の生産・循環

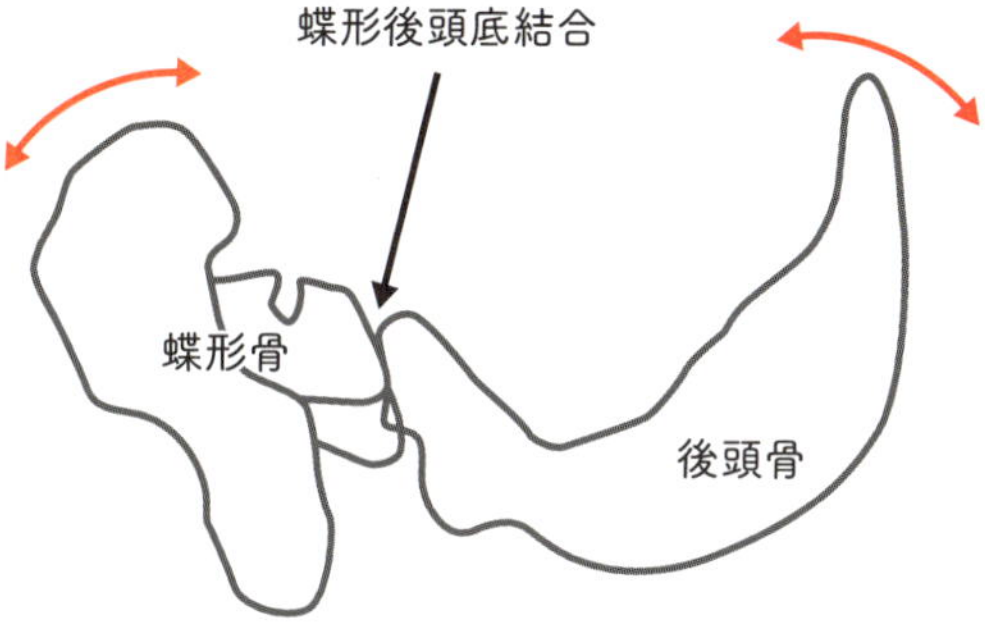

「屈曲」……蝶形後頭底結合が頭頂の方へ動く

➡脳脊髄液の生産

「伸展」……蝶形後頭底結合が足の方へ動く

➡脳脊髄液の循環

脳脊髄液の流れをつくる「モゾモゾ体操」

整体のプロの方は頭蓋骨を動かして脳脊髄液を調整しますが、難しいのでここでは紹介を控えます。

その代わり、もっと簡単に誰でもできるように改良を加えたのが、仙骨を使う「モゾモゾ体操」です。

この方法は、骨盤を軽く固定した状態で、足をモゾモゾと動かしたり、ワイパーのように動かしたりすることで、仙骨を刺激してプロが行なう施術と同じ効果を期待するものです。

先ほども述べたとおり、第一次呼吸である蝶形後頭底結合の動きは、後頭骨と仙骨が連動して動いているので、仙骨を使っても改善が可能です。

ここでとても重要なのは、

- **順番を守る**
- **豆腐をつぶさない程度の優しい力で行なう**

ことの2点です。

これができないと、せっかく実践しても効果が半減したり、まったく効果が出なかったりするので、力を抜きリラックスして行なってください。

モゾモゾ体操は全部で2ステップです。

①仙骨を動かして脳脊髄液を循環させる「足の押し出し」

②仙骨を動かして脳脊髄液の生産を促す「ワイパー運動」

一つずつ、やり方を紹介するので、実践してみましょう。

2

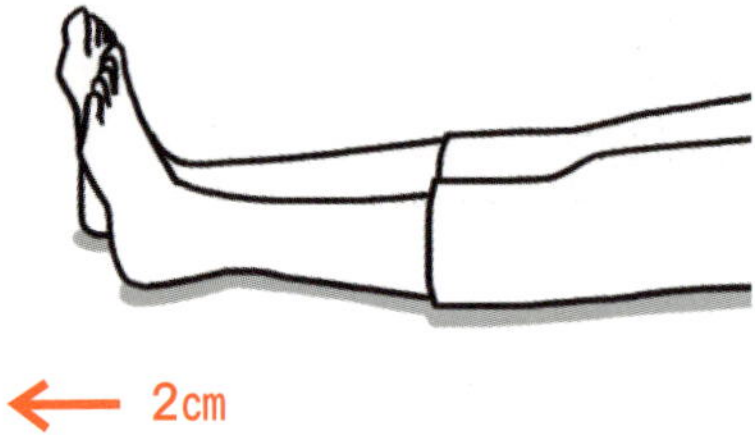

左右交互にカカトを2cmほど押し出す
息を吐きながら押し出し、息を吸いながら戻す
10回繰り返す

CHECK!

これで脳脊髄液の流れがよくなりました。
次は「モゾモゾ体操②」で、脳脊髄液を増産しましょう。

モゾモゾ体操①

仙骨を動かして脳脊髄液を循環させる

1

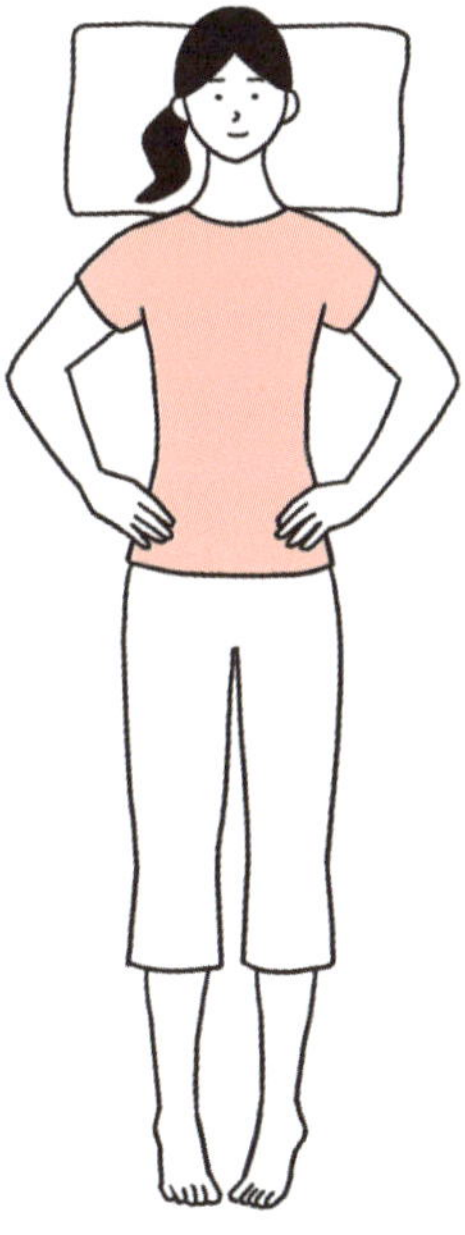

あおむけに寝て、
腸骨のところに
手のひらを乗せる

手を乗せる力は
小さいほど効果的
赤ちゃんのほっぺを
触るくらいの圧がベスト

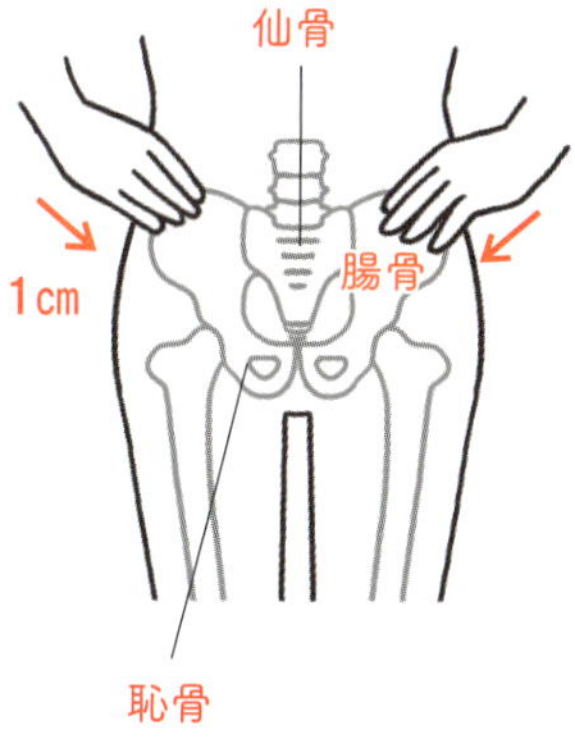

2

両脚を同時にゆっくり10往復動かす
息を吐きながら動かし、
息を吸いながら戻す

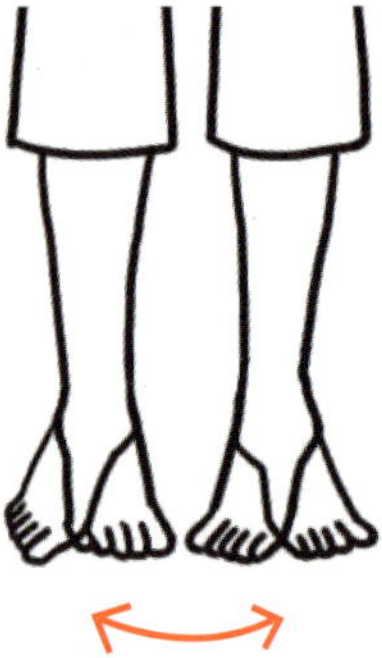

CHECK!

最後にもう一度、「モゾモゾ体操①」の足の押し出しを10回行なって脳脊髄液の循環をよくしましょう。そのまま寝れば、疲労回復効果がぐんと高まります。

モゾモゾ体操②

仙骨を動かして脳脊髄液の生産を促す

1

腸骨のところに手のひらを乗せる

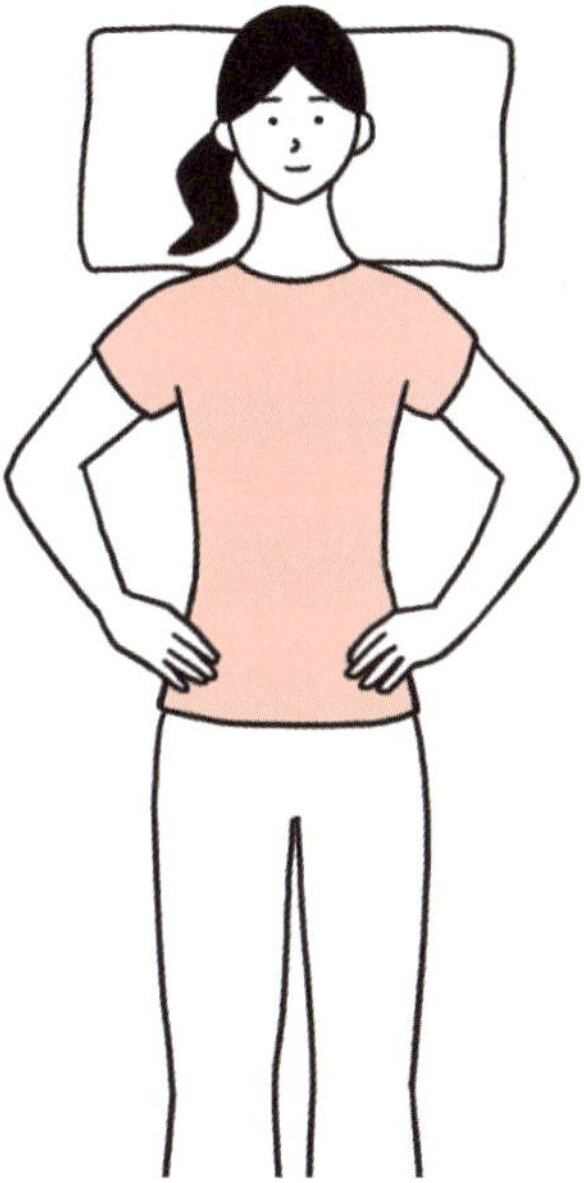

赤ちゃんのほっぺを
包むくらいの力で

脳脊髄液を流せばリンパ液・血液も正常に!

私は、今までの経験から、蝶形後頭底結合が正常に動いて脳脊髄液を生産したり循環させたりする仕組みは、実はリンパ液を押し出す仕組みでもあるのではないかと思っています。血液を心臓が一定のリズムで押し出すように、リンパ液は蝶形後頭底結合の一定の動きによって押し出されているという仮説を立てています。

もちろん私の個人的な仮説に過ぎませんので、詳しいことは後世の研究を待つのみです。しかし、実際に蝶形後頭底結合を動かすとむくみがとれるという事実から、この脳脊髄液を流す仕組みこそが身体の自然治癒力をアップし、健康な身体を取り戻す仕組みだと思っています。

蝶形後頭底結合が正常に動き、リンパ液が身体の末端までよりスムーズに流れていくと、老廃物の取り込みが今まで以上にスムーズになり、汚れが改善でき、詰まりがなくなります。すると、栄養素をたっぷり含んだ血液が細胞への供給を十分に行なえるのだと思います。

これは、「側溝のどぶ掃除」と一緒です。ゴミが詰まったところにいくら水を流してもなかなかきれいになりませんが、先に詰まった側溝のゴミを掃除して取り除き水を流せば、側溝はあっという間にきれいになります。身体も同じで、**身体を効率よく改善するには、まずリンパの流れをよくして老廃物を取り除くことが必要です。**

ポイント

脳脊髄液を流すと、リンパの流れもスムーズになる

静脈のポンプ＝ふくらはぎのケア

今まで説明してきた、リンパ液と脳脊髄液を流す方法を行なうと、身体は自然治癒力が高まった状態になっていきます。

では血液はどうでしょう。

私たちの身体では、心臓から送り出された血液が血管を通って身体のすみずみの毛細血管に栄養や酸素を運びます。

そしてその途中で血液成分の一部が血管外にしみ出して、皮下組織の細胞に栄養分と酸素を補給し、老廃物と二酸化炭素を取り込んでまた血管に入り心臓に戻ってきます。その間約60秒。この循環が、生きている間ずっと続いています。身体はすごいですね。

心臓から出ていく血管が動脈で、心臓に戻ってくる血管が静脈でした。

動脈は、心臓というポンプが一定のリズムで血液を押し出し、血液は一斉に末端に向けて流れていきます。

このように、動脈の血液は心臓のポンプの力で全身に送り出されます。

では、血液が戻ってくる静脈のポンプは何でしょうか？　そう、ふくらはぎの筋肉でしたね。ふくらはぎの筋肉がぎゅっと収縮すると、筋肉の間を走る静脈（心臓に戻る血管）が押されます。

ちょうど、自転車に空気を入れるときのように、よいしょよいしょと押し上げていくわけです。立った姿勢では静脈の血液は下から上に上っていくので、逆流を防ぐための弁がついていることも、すでに説明しました。

肉体労働をそれほどしなくなった現代の私たちは、この静脈ポンプの働きをなんらかの方法で促し、バランスを保つ必要があります。

それが、これから紹介する3つの方法です。

・・・足裏を縦に割るマッサージ・・・

静脈の流れを改善！ 足がホカホカに！

1

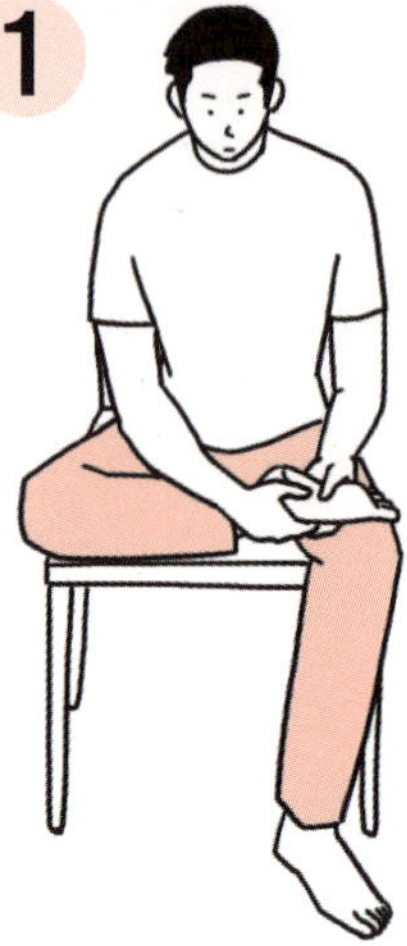

足裏を身体の方
に向ける

2

足裏を縦に2つに折る

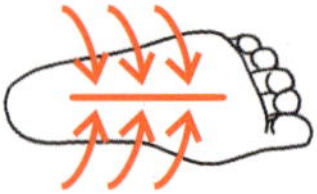

ゆっくり折る⇔ゆっくり離すを
30回程度繰り返す

反対の足も同様に行なう

CHECK!

風呂上がりや寝る前に行なうと効果的！

ふくらはぎマッサージ

「ポンプ」を動かして、血流をよくする！

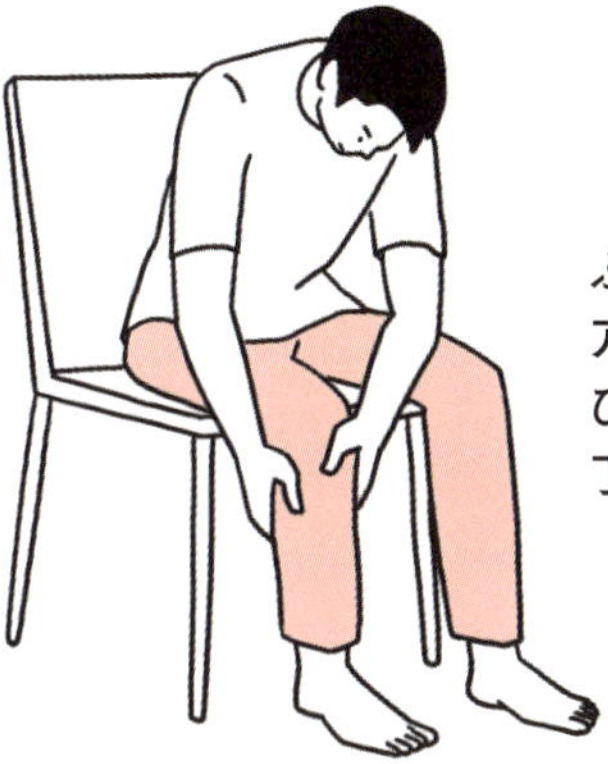

ふくらはぎを
アキレス腱から
ひざ裏まで、
丁寧にマッサージする

気持ちいいと感じる強さで

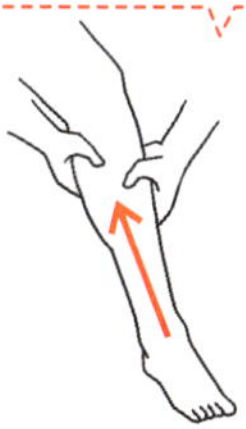

反対の脚も
同様に行なう

CHECK!

座り仕事の合間に行なうと、むくみが抑えられます。

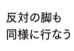

• • • 足の反射区のマッサージ • • •

足の火照りをしずめる!

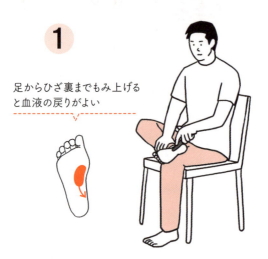

1

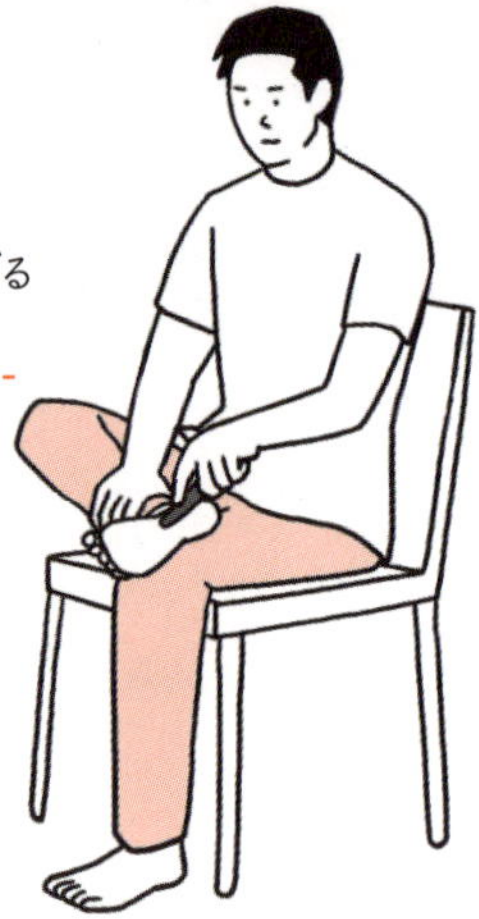

足からひざ裏までもみ上げる
と血液の戻りがよい

市販の足マッサージ棒で、土踏まずをよくもみ、
足の内くるぶしの方へ流れるルートをつくる

2 苦しいところ、火照っている
ところをよくもむ

1、2を繰り返して流れを改善する

～ふくらはぎの運動でいろいろな体液が流れる～

「ふくらはぎは、心臓に向けて血液を戻すポンプの働きをしている」といわれても、仕事の最中にふくらはぎの運動と称して屈伸運動はできません。

そのため、会議で椅子に座ったまま2時間もすると、足が重くむくんでしまう方も多いのではないでしょうか？　これは、同じ姿勢のままでいるため、ふくらはぎのポンプがまったく使われていないからです。

会議中でもできる足がむくまない方法があったらいいのに……。

そのような方におすすめなのが、**足の指を動かす**ことです。

なぜなら、**ふくらはぎの筋肉のうち腓腹筋《ひふくきん》はカカトについていますが、それ以外の筋肉はくるぶしの横後ろを通って足の指まで伸びている**からです。

足の指はゆっくり大きく動かすのがコツです。

・・・足の指運動・・・

体液循環をよくして、身体をシャキッと

1

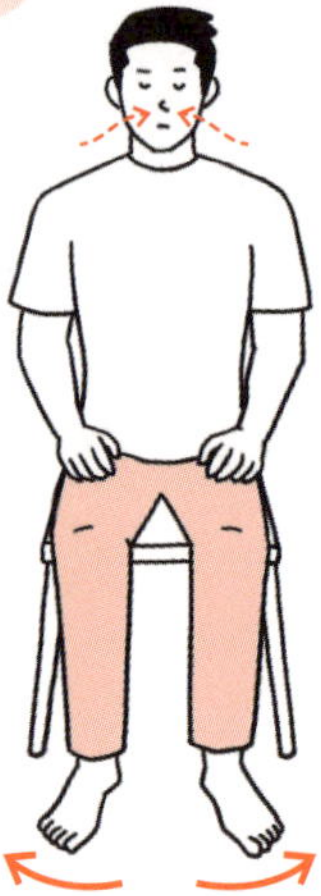

足裏を床につけたまま、
カカトを中心に足の指を
大きく外側へ開き
4秒間息を吸う

2

足の指を内側へ閉じ、
4秒間息を吐く

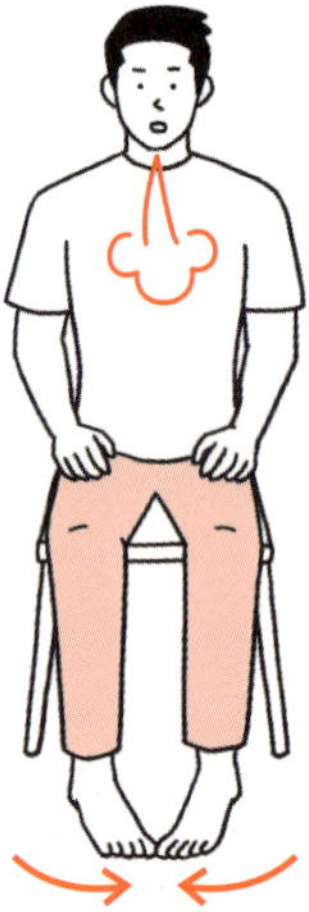

1、2を
3回繰り返す

たったこれだけで体液循環がよくなり、身体がシャキッとします。

もし可能な状況でしたら、この後説明する深呼吸がより効果的です。状況に応じ使い分けてください。

もちろん、ふくらはぎを動かす**一番の対策は歩くことです。**

昼休憩の時間に、5～10分歩くだけでも、静脈血の心臓への戻りを助けることができます。

ポイント

「足の指」を動かして、むくみを解消

1時間に1回自分の姿勢をチェックする

私は仕事柄、周りの人の姿勢は気をつけてチェックしています。そこで気づいたことがあります。

パソコンの前で集中して仕事している人を天井から見ると、左のお尻に体重が乗り、身体が少し左に回旋しています。

マウスやエンターキーが右側にあるせいか、右利きの人が多いせいか理由はよくわかりません。

車の運転でも同じことが起こります。

ハンドルはまっすぐ前を向いているのではなく、ほんの少し車の正中線を向いているからという人もいます。オートマチック車のため右脚しか使わないせいかもしれません。

とにかく左の図のように左のお尻に体重が乗って、少し身体が左回りに回旋するのです。不思議ですね。

姿勢に気をつけていても、知らない間にこのようなことが起こっています。自然にゆがんでくるのはどうしようもありません。

もし「楽だから」という理由で横座りや脚を組む生活をずっと続けていたら、指摘されなくても自分で身体のゆがみは実感できることでしょう。鏡に映る自分の肩の高さが左右で違う、靴のカカトの減りが左右で違う、いつも片側で食べ物を噛むなど、ハッとすることはありませんか？

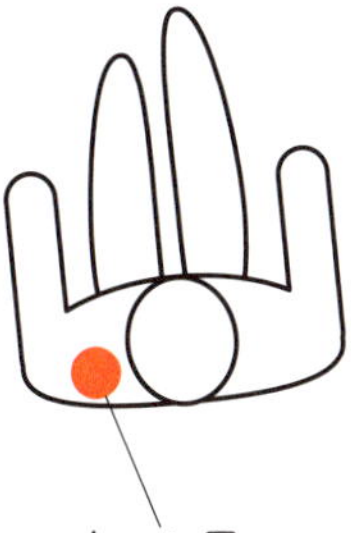
上からみると…
左のお尻に
重心がかかっている！

リンパの流れをスムーズにするためには、骨格がゆがんでいないことが大切です。

仕事に集中するあまり身体がねじれて

いたという場合には、意識して重心を反対に移したり、逆のひねり運動をしたりして、身体に同じ負荷をかけ続けない工夫をしましょう。

よく「集中力は50分」といわれます。

パソコン作業や集中する作業の場合は、1時間に1回は10分の休憩をとることを意識された方が、仕事効率が上がります。

そして休憩のとき、1時間に1回のペースで自分の姿勢をチェックしておくと、身体のゆがみが治らないほどひどい状態にはならないで済みます。

実はモゾモゾ体操は、腰痛の原因でもある**仙腸関節**の緊張を取り除くので骨盤のゆがみも改善していきます。体液循環をよくする**モゾモゾ体操をすると、身体のゆがみが改善するのです。**

よく、整骨院などに行くと「脚の長さが違いますね」といわれることがあります。これは本当に脚の長さが違っているわけではなく、大腿骨の骨頭がついている骨盤が傾くことで起こっています。

モゾモゾ体操をすると、腸骨と仙骨のつなぎ目である仙腸関節が緩み、ヒキツレがなくなるので、骨盤のゆがみや傾きが改善します。

長時間同じ姿勢で運転する方、デスクワークでじっとしている方、冬にコタツで丸くなっている方は、ぜひモゾモゾ体操をお試しください。

ポイント

骨格を整えて、
リンパが流れる環境づくり

体液循環をよくする深呼吸の方法

横隔膜を使って深呼吸をすると、体液循環を改善することができます。
深呼吸をすると横隔膜が大きく上下に動きます。
横隔膜が頭の方に上がって息をたくさん吐くと、脳脊髄液の循環が促されます。

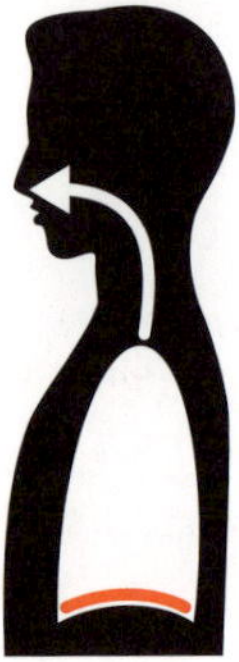

深く大きく息を吐く＝
脳脊髄液の循環が促される

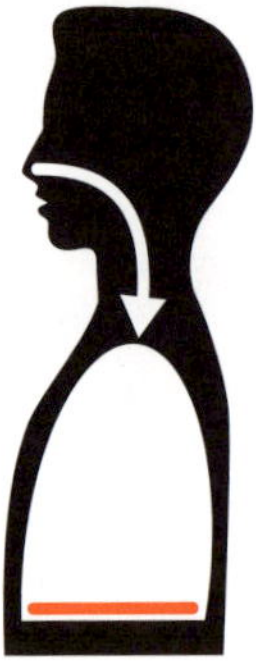

深く大きく息を吸う＝
脳脊髄液が生産される

逆に息を吸い横隔膜が足の方に下がったときは、脳脊髄液が生産されます。

ですから深呼吸を上手に取り入れることで、体液循環がとてもスムーズになっていくのです。

さらに、脳脊髄液の生産と循環では、四肢（手足）の回旋運動の方向が違ってきます。

- **脳脊髄液が生産されるときは、四肢は外旋（外側に向かって回る）します**
- **脳脊髄液が循環するときは、四肢は内旋（内側に向かって回る）します**

これと、先ほどの横隔膜の動きを組み合わせると、体液循環改善に大きな効果が期待できます。

- **鼻から深く息を吸い、四肢を外旋させると、脳脊髄液を生産します**
- **鼻から深く息を吐き、四肢を内旋させると、脳脊髄液を循環させます**

これって何かを思い出しませんか？

そうです。ラジオ体操第一の最後の深呼吸！

ラジオ体操に実はこんなに深い意味があったなんて驚きです。ゆっくり鼻で深呼吸を繰り返すことで、意識的に脳脊髄液の循環と生産を促すことができます。

呼吸の深さは人それぞれですが、吐く息は、いったん止めてから、**吸うときの倍の時間で吐く**ようにしましょう。

たとえば水の入ったバケツの柄を持ってバケツを大きく揺らすと、手前の水が向こうに行ってバケツの内側にぶつかり戻ってくるのに、ほんのちょっとのタイムラグがあります。それと似た感覚で、脳脊髄液が生産されてから流れるまでの間にはタイムラグがあり、「吸って」と「吐いて」の間に「止めて」待ってあげた方が身体に優しいのです。

難しいと感じる方は、吸ったらすぐ吐いてもかまいません。でも慣れてくると、いったん「止めた」方が気持ちいいことが感覚としてわかってくると思いますの

・・・深呼吸・・・

体液循環がよくなる！

1

あおむけに寝て
手足を外側に回す
4秒かけて鼻から息を吸う
そのまま1秒息を止める

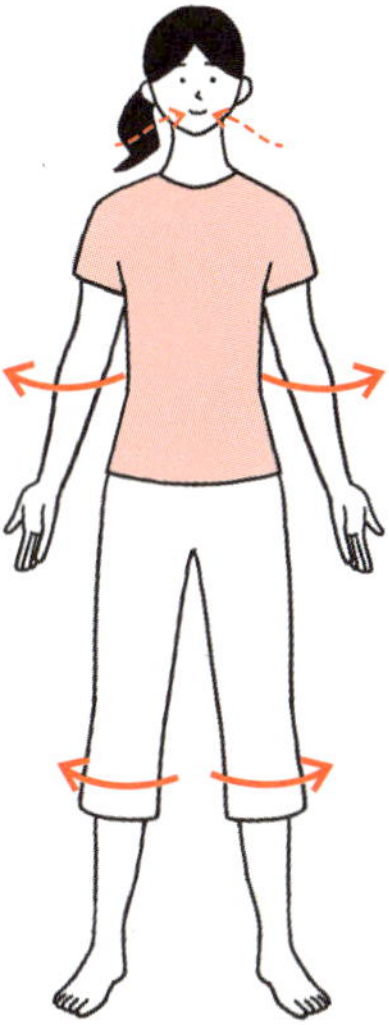

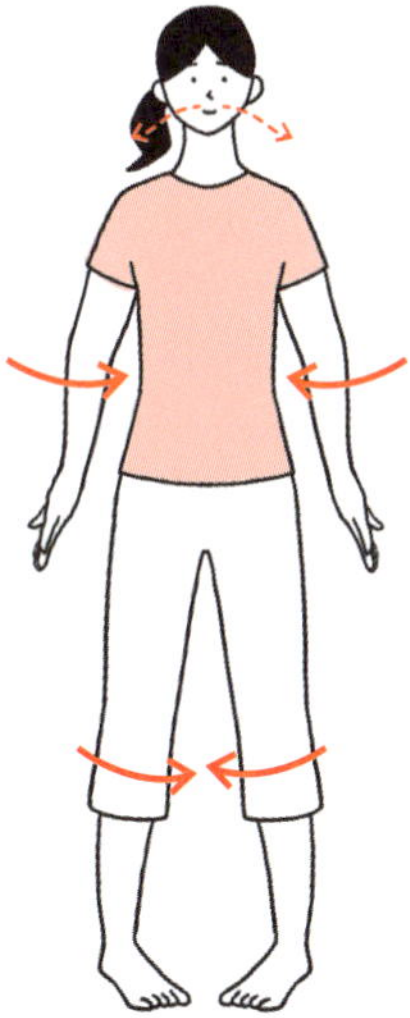

2

手足を内側に回して、
8秒かけて鼻から息を吐く

1、2を
3〜5回繰り返す

で試してみてください。たったこれだけで、体液循環がとてもよくなります。

デスクワークで疲れたときは、この鼻からの深呼吸を意識して実践しましょう！

ポイント

デスクワークで疲れたら、
鼻からの「深呼吸」を！

4章

こうすればあなたの身体は
もっと「流れる」

体液循環がよくなれば、自然と健康になる

「私は昔から身体が弱くってね～」というご高齢のおばあちゃんやおじいちゃんに会うと、「本当かな?」「本当に身体が弱かったら、もう生きてないんじゃないかな～?」と思うことがよくあります。

弱い、弱いといいながら大事に使えば、80歳になってもピンピンでいられるのですね。

嫌みでいっているわけではありません。

私たちは、いつ頃からこりや痛みを感じるようになったのでしょうか?

私の経験では、これまで診た多くの方の身体が最初に悪くなった原因は、急激

に運動をして負荷をかけたことだったケースが多いです。

スポーツ少年団で野球やバスケを始めてからとか、部活で選手に抜擢され勝つために必死で練習してからとか、急激に負荷をかけすぎることで、身体の故障は起こってくるようです。

もし、**ほどほどに身体を動かし、ほどほどに休養をとり、体力の範囲で身体を使っていれば、身体は壊れない**と思うのです。それは、「自分は身体が弱い」といって、身体を大事にしながら生きてきた高齢者の言葉からわかります。

また、この「急激に運動し始めた」頃、捻挫したり腰を痛めたりしたのに、若さで乗りきってしまっていることがよくあります。若いと、寝れば疲れがとれますし、痛くても根性という美談のもと、なんとかやりきることができるからです。

それが、40代以降は筋肉の頑張りがきかなくなってきます。そのため、筋肉が頑張れない40代になって、ゆっくりと体調の異変を感じ始めることも多いようです。

また、「ずっと健康だったのに、親が倒れ、介護で毎日ベッドから親の身体を起こす補助をしている間に自分の腰がおかしくなってきた」「忙しすぎて、自分の身体をケアする時間をとれなかった」など、意思に反し無理をかけ続けても、身体は壊れてくるようです。

そのような急激な変化や、長期間の無理を、身体にかけないで生活できたら、年齢相応の健康体を保てる可能性が高いです。

冒頭のおばあちゃん、おじいちゃんのように、「私は弱いから」という理由で無理を避け自分のペースを崩さずに生活していれば、80歳を過ぎても元気で過ごせています。長寿の方々は、定年後は無理をしないで身体を大切に使っているのではないでしょうか。

多くの方を見るにつけ、**自分の回復力の範囲内の疲労にとどめながら生活できれば、健康は守れる！**というのが私の持論になりました。

身体はどんなにひどいようでも、よくなる方向に誘導すれば、年齢に関係なく確実に変化していきます。大事なことは、自分の身体のことを知り、回復力の範囲内で生活できるようにコントロールすることです。

身体は、生きるための道具ですから、本来は普段から健康でいられるようにできているはずです。

健康を取り戻すメカニズムは無意識のうちに働いています。マッサージや整体、矯正、お薬、注射、なんでもいいのですが、そのような外からの応援を受けながら回復できるのが何よりの証拠です。

私たち整体師や治療家は、回復のお手伝いはできますが、治しているのは間違いなく本人の回復力です。

あなたも、**自分の自然治癒力を高める体液循環活性法「モゾモゾ体操」**で元気に過ごせると思って実践してみてください。

ここまでご説明してきたように、第一次呼吸といわれる脳脊髄液の循環がよくなれば、血液・リンパ液の流れが自然によくなり、何もしなくても健康でいることができます。

水風船の中の水がよどみなく動いていれば、これらの循環機能は正常に活動できるのです。

ポイント

「回復力」を高めることが大切

〜あなたの健康が「一生モノ」になる3ステップ〜

私たちは、知っていることを実行するのであれば失敗する確率は低いです。

多くの失敗は、知らないまま実行するために起こります。

身体でいえば、「健康でいる方法」を知っていれば失敗しにくいですが、知らなければあたるも八卦《はっけ》あたらぬも八卦、五分五分の賭けになります。たまたま賭けにあたった人の話を聞いて「なるほど、そうか！」と思ってまねしてみても、賭けに外れた人にとってはまったく合わないこともあります。

健康のための要素としてよくいわれているのは「運動」「睡眠」「食事」で、最近では「ストレス」も大きな問題になっています。

しかし、基本的には、次のページの3つのバランスがとれていれば、特別に何か運動をしなくてもいいし、深い睡眠を確保でき健康でいることができるのです。

1、構造に合わせ正しく使う（構造）
2、正しくガソリンを入れる（循環・栄養）
3、穏やかな運転手が運転する（心）

一つずつ説明していきましょう。

1、構造に合わせ正しく使う（構造）

機械に取扱説明書があるように、身体にも実は取扱説明書があると私は思っています。

身体の取扱説明書に書かれているのは、身体の使い方と姿勢についてです。

特に、筋肉のサポートがなくなる、あなたが一人でダラッとしているときの姿勢は、取扱説明書の最重要項目です。ダラッとしているときの姿勢が取扱説明書と違う、間違った使い方なら必ず身体が壊れてきます。そのときは、**取扱説明書に従って身体の使い方を正していく必要があります。**

以前は、身体の取扱説明書の内容を家長がうるさく教えてくれました。私も祖母に厳しくいわれ、竹の物差しでたたかれたり、その物差しを背中に突っ込まれたりしたことを覚えています。でも、今はそのような年長者との同居も少なく、誰も姿勢について注意してはくれません。

それに若いうちは、たとえ無理をしても、痛みが出ても寝れば治ります。その経験を20年以上繰り返していると、身体は学習します。「身体は寝れば治る！」と。そのため、中高年以降になって痛みが出ても、寝れば治ると思っています。急に「身体の使い方や姿勢が大事」といわれても、なかなかその取扱説明書の大切さに気づけないのは当然です。

そして、「ひざが痛い、曲がらない」「階段を上れない」「腰痛」「肩こり」「頭痛」が起こってはじめて「なぜ痛むのか？」と文句をいったり、がっかりしたりしているわけです。挙げ句の果てにレントゲンを撮ると「老化ですね」の一言で片づけられ、医師の言葉をうのみにして「歳だから身体が悪いのが当たり前だ」と錯覚して生活しています。

それではあまりにもかわいそうということで、身体の取扱説明書として前著『たった3センチで人生が変わる座り方』を書きました。

構造上正しい位置に身体をセットして使うと、身体の負担を最小限に抑え、ロスなく身体を使うことができます。同じ動作をしても、正しく使えている方と、ねこ背で顎を突き出している方では、見た目の印象も違いますが、何よりも疲労の度合いがまったく違います。

ここで大事なのは、身体という水風船を押したりくぼませたりひねったりせず、丸いままのいい状態で使おうとすることです。わざわざ丸い水風船をねじったりいびつにしたりして水を入れる必要はないですよね。丸いままでたっぷり水を入れれば、水風船としてまったく問題なく使えます。

2、正しくガソリンを入れる（循環・栄養）

あなたは、「わあ！　おいしそう」と、ついジャンクフードに手を出してはいませんか？　当たり前ですが、身体は食べ物から栄養をとっています。私たちは口から入れたもので生きています。

血液は3カ月で総入れ替えになり、骨も11カ月ですべて入れ替わります。

血液の赤い成分である赤血球の寿命が3カ月なので、血液は3カ月で全部入れ替わります。だから、身体の血液が入れ替わる3カ月間が、ダイエットや体質改善の目安だとよくいわれるのです。ダイエットしたことがある方はよくおわかりのことでしょう。骨だって1年もあれば総入れ替えになるのです。

こういわれても信じられないかもしれないので、実例をご紹介しましょう。

開業して2年目のときのことです。

70歳を過ぎて骨粗鬆症《こつそそうしょう》と診断された女性が来院されました。1カ月に1回のペースで来院されていたのですが、1年経ったある日、彼女がこう切り出したのです。

「骨粗鬆症がよくなったのよ」と。

開業して日が浅かったので興味津々の私は、ここぞとばかり、根掘り葉掘り聞いてみました。すると、次のような話をしてくださったのです。

彼女は、お孫さんにいつも口癖のようにいっていたそうです。「一度始めたら、そんなに簡単にやめるんじゃないよ、トコトンやってみることが大事だよ」と。そういっていた手前、やめるにやめられず毎週1回、嫌ではあったけれどプール通いをされたといいます。もちろん、お医者さんから処方されたお薬も飲みました。日光浴のため毎日少しですが散歩も続けられました。そして食事も栄養に気をつけ、小魚や海藻を多くとるようにしました。

すると、1年後の検査で骨粗鬆症が治っていた、年齢相応の状態に戻っていたというのです。医師の検査結果なので信頼できます。

なるほど、骨は1年で入れ替わるのだ、と確信した瞬間でした。

この3カ月間であなたが食べたものが、あなたを生かしている血液の正体です。

そして、**11カ月前から食べ続けたもので骨がつくられています。**

今、食べたものがすぐ影響して身体に害を及ぼすというのではありません。3カ月後、11カ月後の自分に影響していくのです。

自宅での食事は、健康のために、そしてさらさらとした体液を保つために、必要以上に加工したり添加物で感覚を麻痺させてしまわないことも大事になります。

もちろん、おいしいと思うものを楽しい気分でいただくのはいいことですから、外に出たときやお友達との食事では、食べたいものを自由に召し上がっていただき、幸せを味わってください。

それがストレスを解消させることもあるでしょう。

3、穏やかな運転手が運転する（心）

あなたは、私たちの身体を健康にする大切な体液のことを、この本ではじめて知ったかもしれません。

今まで、健康について深く考えたこともなければ、自分を健康にするための知識も持っていなかったでしょう。そのため、今まであなたの身体の自然治癒力という頑張りを認めてあげることもなかったと思います。

当然自分が生まれたときから持っている自然治癒力に、感謝することもなく過ごしてきたかもしれません。

もしあなたが、この本を読んで体液の存在を認めてあげて、

「ありがとう！　いつもホントにありがとう！」

と感謝したら、体液くんたちはどれほど嬉しいことでしょう。

「よっしゃ！　もっと頑張ろう。ご主人様の人生を陰ながらお支えしよう」

といって頑張ってくれるに違いありません。

だって、他人でさえ、認められ評価され、ほめられたり感謝されたりしたら、その人のために頑張るじゃないですか！

まして、自分のご主人様から認められほめられ感謝されたら、体液くんたちはもっともっと活躍してくれると思いませんか？

以前こんなことがありました。

母が突然入院し、「もしかしたら、危ないかもしれない」と電話を受け電車に飛び乗ったときのことです。いつもと同じように電車は走っているのに、私の心臓は早鐘を打ち、病院までの1時間が永遠の長さのように感じられたものです。

絶対時間は変わらないのに、心境によってこんなにも時間は長くなるものなのだと驚きました。不安と心配、間に合うかどうか、さまざまな思いが去来します。

このときに私は心拍数こそ測っていたわけではありませんが、相当動悸を感じていました。暗くなった窓の外に目をやってみますが、涙がこみ上げてきて止まりません。これほど動悸がするのですから血流も乱れますし、リンパの流れがゆるやかということもありません。不安、心配、イライラ、恐怖、怒り、焦りなどの感情は、明らかに体調を乱す原因になります。

これは極端な例かもしれませんが、これより軽いけれどもよくない感情を持つ事態は、私たちの日常にたくさん潜んでいます。

×仕事の不安・不満・焦り
×人間関係の不安・不満・不足感
×経済的不安・不満・恐れ

こんな精神状態のときは、食事もおいしくないし体調も優れません。

普通の生活の中にあるこのような感情の起伏が身体に影響してきます。

○仕事への希望
○信頼にもとづく人間関係

○経済的安定によるストレスフリー

このようなときは、笑顔がはじけ仕事は楽しくできます。会話も弾み、食べ物はおいしく、いくらでも食べられそうに感じます。

同じ自分でも、環境で感情が変化します。

イメージしてください。

あなたの大好きなフルーツが目の前にあるとします。

商談で気難しい人に会う前においしそう・食べたいと思うでしょうか？

では、商談がうまくいき上司にほめられた後ならどうでしょう？

まったく違う気分になると思いませんか？

プラスの感情は身体を活性化し、マイナスの感情は身体から生気を奪っていきます。できることなら、環境に左右され感情に振り回されないよう、自分を上手にコントロールしたいものです。いっときマイナス感情が噴き出しても、早く平常心に戻す術を身につけたいものです。

平常心を身につけるには、**「平常心でありたい」と意識する**ことと、**自分を客観視する目を持つ**ことが大事です。簡単ではありませんが、自分を身体の外から見る練習をするといいです。最初からできなくてもいいので、意識することから始めましょう。

生きていればいろいろなことがあります。人間は完璧ではないので、思わぬところで人を傷つけてしまうこともあります。また、何気ない一言で傷つく自分もいます。だからスリリングで楽しくもあります。自分のことも相手のことも、お互いさまと許せる気持ちが出てきたら、かなり楽に生きられるようになります。

とはいうものの、そんなに簡単にできたら苦労しません。いろいろあって辛いときに平常心を取り戻す、いい方法があります。

それが深呼吸です。
息することは、生きることです。
だから、**ゆっくり深呼吸して平静な自分を取り戻そうと思ってください。**

できるかできないかではなく、切り替えようと思う回数が増えること、ピンチのときに深呼吸を実際にできることが、血液の流れやリンパ液の流れを滞らせない秘訣です。

ポイント

辛いときには「深呼吸」で平常心に

「身体は食べたものでできている」という基本

「身体は食べたものでできている」

この基本的なことを、もう少し説明したいと思います。

生命体は、そこに存在するというだけで完全な姿をしています。人間が下手な手を加えなければ、ですが。

動物も植物も、生きているということは、生命活動を全うしていることを意味しています。ということは、存在そのものが完成形であるということです。

たとえば、トマトはトマトとして生命活動をしています。いびつであろうがこぶができていようが曲がっていようがトマトとしては完璧です。人間が勝手におしそうとかまずそうとか、形が悪いとかいっているだけで、生きているトマトは生きるのに必要なすべてを持っています。

現代人はおいしいものを追求し、食べるものに調味料や添加物をどんどん加えてきました。見た目と効率が重視され、ホルモン注射をした果物や、抗生物質たっぷりのえさを食べさせられた鳥や豚。

私は、もし宇宙人がいて、地球を遠くから眺めたらどう見えるのだろうと思うときがあります。人間こそブロイラー化しているように見えるかもしれません。巧妙に仕組まれ、自分でお金を出し自分で選んでいるようで、実は与えられた食事しか食べることができない、ブロイラー人間です。

そのように考えると、もっと自然界にある姿のままを受け入れ、食べることを意識していいのではないかと思います。

添加物や調味料を足し算するのではなく、引き算する食事。**農薬を減らし添加物を減らし、余計な調味料を使わないシンプルな食事。**野菜でも果物でも、それが生きていたときはそれで完成形であり完璧だったはず。それを感謝していただくことができれば身体も自然と一体になり、より健康になるのではないでしょうか。

3年ほど前になるでしょうか。低速ジューサーが酵素を壊さないからいいよと勧められ、生野菜ジュースをとるようになりました。最初、あまり変化は感じませんでしたが、ふと思い立って人参の皮をむかず、リンゴも皮付きのままジュースにするようにしてみました（もちろん、丁寧に洗っています）。すると、今までにないことが起こりました。身体に力がみなぎるのがわかります。身体の芯からパワーがアップするのがわかります。自然の力に感服した瞬間でした。

そのような経験から、引き算する食事という考えに至ったのですが、私たちは熱処理したり皮をむいてしまったり手を加えすぎて、自然の恵みがわからなくなっているのかもしれません。外での食事は別にしても、**自宅にいるときはなるべく自然に近い形で食事をとれたら、身体に優しい**のではないかと思っています。

生きた水がたっぷり詰まった生野菜や果物を上手に取り入れたいものです。

ポイント

「生きた水」が詰まった野菜・果物を食べる

〜「噛み方」が大事なこれだけの理由〜

食べ物をよく噛んで食べることには、食べ物をおいしくいただけるだけでなく、次のような効能もあります。

・消化液の分泌促進
・口腔内の自浄
・覚醒効果やリラックス効果
・大脳の活性化
・ダイエット効果
・小顔効果

いいことがたくさんありますが、よろこんでばかりもいられません。

「噛み合わせ」に異常があると、頑張って噛むほど身体に悪い影響を及ぼすこともあります。

どういうことでしょうか？

ガムを噛んで実験してみてください。

左のお尻に体重をかけてガムを噛むと、自然と右奥歯の方にガムが移動していきます。逆に右のお尻に体重をかけてガムを噛むと、ガムは左の奥歯に移動していきます。

これでわかることは、左右均等に体重をかけて、つまり姿勢をよくして食事をすることがとても大事だということです。

偏った重心で座ることで、気づかないうちに左右不均等な圧力が顎関節にかかってしまいます。そのせいで歯周病や咬耗《こうもう》症、顎関節症となることもあります。

身体は全体で一つです。不自然な片側だけへの刺激が、時間が経つと全身のいろいろなところに波及していくのです。なぜそう断言できるか。

それは、私は噛み合わせが悪くて口が開けず、サンドイッチすら食べられないような顎関節を、今までたくさん改善してきているからです。

たとえばあるとき、妹が「おにぎりが食べられない。のし板のように平べった食べている」と私のところに来ました。人差し指が1本やっと入る程度です。何がどうなってこれほどの痛みを伴い口が開かないのか、わからない様子でした。

顎関節が動かない、口を開けられないというときは、ほとんどの場合は肩甲骨や脇の下、首周囲の体液循環が悪くなっています。肩甲骨とは、背中の上の方にあって腕がぶら下がる骨、天使の羽といわれる骨です。

そこで、体液が流れる状態を取り戻す操作をしました。特別な施術をしたわけではありません。普通の肩こりに治療するように施術しただけです。すると、顎関節が楽になり口が大きく開けられるようになったのです。

施術をしてもまた戻るのなら、本当に顎関節のトラブルだったのでしょう。もちろんそういう方もおられるとは思います。しかし、今まで私が施術した方は全員がよくなられ、再発していないという事実も厳然としてあります。

このような体液循環の改善で治る症状は、先ほど述べたように、身体という水風船をいびつにして使っていて、どちらかの顎関節に負荷をかけすぎているのが原因と思われます。姿勢の悪い方が多いということは、片方の顎関節だけに無理をかけている方が多いということです。近年顎関節のトラブルが多くなってきていますが、この「身体という水風船」をゆがませていることが原因ではないかと思います。

そのようなときには、姿勢をよくすることで水風船はゆがみにくくなります。

さらに、モゾモゾ体操をすることで、日常生活でゆがんだ分を改善することができます。**夜行なえば日中のねじれがとれます。起床時に行なえば夜中のねじれ**

がとれます。

繰り返しになりますが、「身体は全体で一つ」なのです。
不自然な片側だけへの刺激は、時間の経過とともに全身のいろいろなところに波及していくようです。

特にこのことばかりを強調するわけではありませんが、もしいろいろ試してもなかなか顎関節痛が改善されないなら、食事中に自分の重心を真ん中にすることを意識されると、変化があるかもしれません。試してみてください。

ポイント

「噛み方」もバランスが大事

マッサージより効く「つまみ上げ」

鉄棒にぶら下がると、手にマメができます。

いつも正座していると足首の前側に座りダコができて、硬くなることがあります。こんなふうに**身体は、強い力が加わると次回に備え身体を固めて守ろうとします。**

これが手ならマメで済みますが、全身だったらどうなるでしょうか？

背中や肩の筋肉のこりをほぐしたくて、力ずくでマッサージするとそのときは術者の圧に力負けしてほぐれます。

しかし、その直後から、身体は防衛態勢に突入します。「さあ大変！　次回強い力が加わったときに備えなくては」と、今までよりも身体を硬くして守ろうとするのです。

すると身体の持ち主は、「おかしいな？　マッサージしたのに、まだ背中が苦しい……」と感じ、再度マッサージを受けに行きます。さらに強い力でマッサージされ、気持ちよかったと思うのもつかの間、さらに身体の防衛反応が働き、ますます硬くなります。

これが繰り返されると、何が起こるでしょうか？

最初は10日に1回でよかったマッサージが、7日に1回になり、5日、3日、2日に1回……とエスカレートし、ついには毎日とか、1日に2回マッサージしてほしくなったりします。あなたの周りにこのような方はおられないでしょうか？　こうなると、マッサージの中毒症状といってもいい域です。マッサージなしでは生きられなくなってしまいます。これは相当危険です。マッサージに依存しないといけなくなっているからです。マッサージしてもらっているときは幸せかもしれませんが、手を離した瞬間からもっと強くもんでほしい衝動に駆られるようになります。依存症は決していいことではありません。

力ずくのマッサージがよくないなら、どのようにしたらよいのでしょうか？

1枚ではなく5、6枚重ねた風船に水を入れて、水風船をつくったところをイメージしてみてください。

今まで強い刺激を受け続け、背中が硬いとか、肩こりがひどいときは、患部を**押すよりも、「つまむ」方が、重ねた水風船がばらけやすいです。**

マッサージに行かなくても、家族同士で改善する方法があります。

うつぶせに寝てもらい、手のひらに入る量の背中の筋肉を根こそぎつまんで、天井に引っ張り上げます。すると硬くなった筋肉は悲鳴を上げるほど痛いはずです。

背中全体を同様に何カ所もつまみ上げて、皮膚が赤くなるまで行なってみましょう。

皮膚が発赤《ほっせき》しているときは、毛細血管から血液がにじみ出てきているときです。つまんで引っ張り上げることで毛細血管からにじみ出た血液が再吸収されるときに、老廃物や疲労物質も一緒に吸収されます。

このように思い切りつまみ上げることで、今まで背中全体にへばりつくようにして吸収されなかった老廃物が、徐々に吸収されてなくなっていきます。

すると、昨日よりは今日、今日よりは明日と、薄皮をはぐように背中が軽くなり楽になってきます。これは「つまみ上げる」という行為そのものが毛細血管をダイレクトに刺激して再吸収を強制的に起こす方法です。


つまみ上げることで、静脈への再吸収を促し、リンパの流れを促進すれば、全身の体液の流れが改善されていきます。これは、身体を固めてしまうことなく、素人の方がやってもいい結果が出る安心・安全な方法です。

ただし、**老廃物が溜まっている方ほど、涙が出るくらい痛い**です。それでも1

週間から10日間繰り返していると痛みがどんどん少なくなり、快適になってくるから不思議です。

この方法は「結合組織マッサージ」といい、旧ソ連に抑留された兵士たちが暖房のないところでお互いの身体をこのようにマッサージして、寒さをしのぐために開発した方法といわれています。

結合組織マッサージは、血行やリンパの流れがよくなり、体温も上がるので、家族同士で基礎代謝を上げるにはもってこいの方法です。基礎代謝が上がるということは消費カロリーが増えるわけですからダイエット効果もあります。

家族のスキンシップが増え、会話も弾み、健康になり、ダイエットにもつながったら一石四鳥ですね。

ポイント

「押す」より「つまむ」方が効果的

〜身体は「働く」ようにできている〜

風邪を引いて寝込んだ経験はどなたもおありでしょう。

若いうちはあまりなかったと思いますが、40歳を過ぎたあたりから、3日も寝込むとめっきり筋肉が落ちるのを自覚したことはないでしょうか？

身体は骨格でその形状を保っていますが、骨格を動かすのは筋肉や靭帯《じんたい》です。そしてその筋肉や靭帯に栄養を届け、老廃物を運ぶのが体液です。

3日寝込んで気づくのは、筋肉を使わない生活をすると、筋肉はどんどん落ちていくということです。

私たちの身体は、筋肉を使って生活するようにつくられているといっても過言ではありません。これほどデスクワークが当たり前になったのはここ数十年ぐらいのことでしょう。

それ以前は生活のために農耕作業したり漁業に出たりと、身体を使う第一次産業に従事する方が多数派でした。

身体を使って生活する。それが当たり前にできていた頃は、当たり前すぎて誰も気に留めなかったことです。

現代は逆に、身体を使わずじっとしていることが仕事という方が増えています。そして、**動かないでじっとしていることが、身体に不自然な負荷を与えているのです。**

「このままではまずい」と気づいた方は、マラソンしたりジョギングしたりジム通いをしたりと、さまざまに工夫をされています。それは周りからの勧めもあるとは思いますが、本能の部分もあると思うのです。なんとなく「このままじゃまずい！」という本能です。

だから、運動するのはいいことです。

でも、少しだけ気をつけてほしいことがあります。

「運動すればいいのはわかっている。けど、続かないよね～」

「ジムに申し込んだ。けど、週1回通うのはきついな～」

よくこのような話をされる方がいらっしゃいます。


私はこの類の話をうかがうと、「運動しないよりしようと思っているだけで立派！」「ジムに申し込んだだけでも勇気があり素晴らしい！」と思ってしまいます。

普段やらないことをやろうと決意したり、勇気を出しただけでも普通ではありません。しかし、このように非凡であるにもかかわらず、多くの方は「できない自分」を責めています。

考えてほしいのです。普通の人は、毎日走れといって走れるものではありません。それが快感とつながらない限り、走ることはできないのです。

だから、**運動できない、毎日走れないのが普通です。**

人間には、快楽を求め苦痛を遠ざける本能があります。元来苦しいことは、人はやりたくないのが自然です。

「○○すると調子がいい！　気分爽快！」そんなプラスの意味づけとセットでなければ、運動は続くものではありません。

そのため、運動は続かなくて当たり前、普通であると考えてみましょう。健康のためにと何か運動や身体を使うことを始めた人は、もうそれだけで非凡です。ほめることはあっても責める必要はありません。できないときも、それで普通ですから責めないでください。

なぜなら、「ダメな自分」「できない自分」をイメージしたところで、絶対にできるようにはならないからです。

オリンピック選手が苦しくても続けられる理由は、表彰台の一番高いところに立つというワクワクする夢があるからです。そのようなイメージトレーニングを繰り返し行なっています。

肉体労働で頑張るお父さんは、これで家族を養っているという自負があるからできるのです。

高校球児が監督にしごかれても耐えられるのは、甲子園に出たいという夢があるからです。

このように、身体を酷使し、辛いのに身体に負荷をかけ続けるためには、必ず見返りにプラスの何かが必要になります。

もし、プラスの見返りが何もないなら、運動した方が身体にいいと思って始めてみても続かないのが普通です。


ですから私は、基本的に、運動はしなくてもいいと思っています。特に女性は運動する必要はないと思います。

女性は日中外で働き、帰宅すれば家事や育児が待っています。寝る時間以外は身体に負荷をかけているのです。ですから、**女性は特に生活の中で身体を意識す**

る時間、ほんの少し筋肉を使う時間をとればよいと思います。

たとえば、

・モップではなく雑巾がけにする
・エレベーターではなく階段を使う
・姿勢をよくすることで腹筋を使う
・仕事の合間に椅子の背もたれをつかんで腹筋を絞る
・台所でつま先立ちする、片脚立ちする
・テレビを見ながら後ろ歩きを5分行なう

など、ほんの少しだけ普段より負荷をかけるだけで、身体は刺激されます。生活の一部として身体を動かすなら長く続けることができます。

一方、男性はどうでしょうか？

身体のことを考えシェイプアップしている男性は、意外と少ないのではないでしょうか？　責任ある立場になると働く時間も増え、飲み会も増えます。まったく動くことなく、ストレスと過剰飲食が続くと、結果はもう、いわずもがなです。

そのようなときにおすすめの方法があります。

・プチ断食をする

これは、1週間に一度だけ夕食を抜く方法です。

たとえば、木曜の夜にプチ断食をするなら、木曜の昼食はおかゆや蕎麦などの軽食にします。夜を抜き、翌朝は重湯かおかゆにしてください。金曜の昼からは普通の食事にします。

何曜日でもかまいませんが、週に1回のプチ断食を継続すると長期断食したのと同じ効果があるといわれていますので、試してみてください。内臓の疲労が回復することで、活力が増すのがわかることでしょう。

・外に出て歩いてみる

普段運動不足になっている分、週に一度は公園を散歩するとか、ハイキングすることで解消する方法です。このときも心拍数が上がらない程度に行なうのがコツです。

・通勤時に一駅だけ歩く

これは誰でもできそうですね。寝坊さえしなければ、やろうと思ったらどなたでもできると思います。

・ご飯の量を1割減らす

茶碗1杯なら大さじ1杯分、外食のときは大さじ2～3杯分減らしてみてください。

もちろん運動が生活の一部になっている方、ジム通いが快感になっている方は今のままお続けください。

そうでない方は、**生活の1コマに身体を動かすことを少し取り入れるレベルで十分**だと思います。それも**「心拍数が上がってしまわない程度」に！**

ポイント

日常生活に「運動」を取り入れる

〜骨格をゆがませない生活術〜

「骨格」というと、小学校の理科室にあった骨格模型を思い浮かべる方が多いです。

ここでは、皮膚で覆われた身体という「水風船」を、いびつにならないようにしているのが骨格だとイメージしてください。

院で施術後体調がよくなった方が、「このよくなった状態は戻らないんですか？」と聞いてこられたら、私はすかさず「戻るに決まっているじゃないですか？」と答えています。なぜでしょうか。身体がいびつになるのは、事故や怪我などの外傷性のものでない限りは、自分の「身体の使い方のクセ」という習慣的な要素が原因だからです。

「本人が気づかないまま」水風船をねじったりゆがめたりつぶしたりしているの

です。
気づかないうちにそうしているところがくせ者です。気づかないということは、意識していないということ。だからこのクセを直すには、なんとか意識に上らせる必要があります。**ハッと気づく瞬間を増やす**ということです。

おすすめしている方法は、家にいるなら**自分が座っている姿が見える位置に鏡を置く**ことです。職場では、机の上やパソコン画面の隅、手の甲など**目立つところに「姿勢」と書いておく**ことです。

すると、それを見たときだけはシュッと姿勢がよくなります。3分もすると元の悪い姿勢になるかもしれません。しかし、この意識する回数が増えてくると、だんだんいつも「姿勢、姿勢」と思えるようになってきます。

いつも姿勢を意識できるようになってはじめて、自分の姿勢の悪さにがく然とする方がほとんどです。まじめに姿勢改善に取り組んだ方で3カ月、通常は6カ月は頑張らないと自分の姿勢の悪さにすら気づけないのが現実です。

気づいていない＝意識していない＝意識していないから変えようがない。

だから、変えたいときは「どうしたら意識に上らせることができるか」という工夫をされることをおすすめします。

ポイント

まずは「意識すること」が肝心

筋肉をサポーターにする方法

こういうと、何やら運動のすすめと思うかもしれません。

でも、そんなことはないんです。

もちろん運動できる人は運動してかまいません。しかし、普段は運動できない方にもいい方法があります。

人は足と腰から老化が始まるといわれます。

ということは、**足腰を鍛えれば老化は遅らせられる**ということ。これは嬉しいことです。

腰が曲がったりねこ背になったりするのは、身体という水風船がいびつになっている状態です。

もし、骨格や筋肉を正しい位置に置くことができれば、水風船はいい形のまま存在できます。

前著『たった3センチで人生が変わる座り方』でも書きましたが、座るときは、骨盤の位置を意識しましょう。何も考えずに腰かけると、普通は肛門に体重が乗ってしまいます。そうではなく、**「太ももの付け根」に体重がかかると身体は安定します。**正しく座ると、肛門は座面につかないのが正解です。

安定した姿勢のときは、腰や背中の筋肉とお腹側の筋肉が拮抗して働きます。つまり身体の前と後ろのバランスがとれている状態です。背中の筋肉だけでなく腹筋も程よく使われるため、**いい姿勢を意識して保つだけで実は腹筋が鍛えられています。**お腹の前や後ろの筋肉だけでなく、お腹の横にある腹横筋や内外腹斜筋が鍛えられるので、身体がより安定します。

このようにすることで、背筋と腹筋を均等に鍛え、内臓を守るサポーターにすることができます。さらにこの本で説明した深呼吸を上手に組み合わせればより効果的です。

内臓がゆがみなく正しい位置に収まっていれば、体液循環が正常に働き快適に過ごすことができます。

ポイント

筋肉を「内臓を守るサポーター」にする

5章

「循環」をよくするメンテナンス法

〜間違いだらけの「健康」のイメージ〜

あらためて繰り返しますが、「痛みがない」＝「健康」ではありません！

身体のどこにもゆがみがなく体液循環がスムーズに行なわれていること、水風船のたとえでいうと、身体という水風船がいびつではなく、中の水がさらさらと循環していることが、健康な状態です。

・水をがぶ飲みすると体温低下、水分過多に！

ここまで読み進めて、「じゃあ水を飲めばいいのね！」と、水をがぶ飲みする方がおられるかもしれません。

30年ほど前、私が若い頃、水を飲んでやせるダイエットが流行ったことがありました。私も、もちろんトライしました。決められたものしか食べず、水をがぶ飲みしました。
最初はまったく変化がありませんでしたが、6カ月過ぎたあたりから目に見えて効いてきました。どんどんやせてきたのです。でも肌が鮫肌のようになり、黒ずんできました。そして生理がこなくなりました。やせたことの方が嬉しくて、最初はラッキーと思っていたのですが、さすがに生理が何カ月もこないと不安になります。

何が起こっていたのかというと、食事制限をして冷水をがぶ飲みしていたので、身体が冷えきってしまったのです。さらに、腎臓の機能が低下してきました。運動もしていたのですが、少しの衝撃で肋骨骨折もしてしまいました。あまりの体力低下がショックで普通の食事に戻したら、体重も戻りましたが、1年後ようやく生理が戻ってきました。

あなたは、私のようにならないでください。もし、水を飲むなら常温の水を飲んだ方がいいです。

それも、ゴクンゴクンと飲むのではなく、一口含んだら口の中で少し水を転がし、水が体温くらいになってから胃に落とすといいです。こうすれば胃液が大量の水で薄くなる心配も、胃が冷えてしまう心配もありません。

少量ずつ、こまめに飲むのが水分補給のコツです。


また、頻繁にトイレに行くほど水を飲むのは、腎臓に負担がかかりすぎています。腎臓には血液のろ過装置の働きがあります。腎臓のろ過処理が必要以上に要求されて疲れた状態を、漢方では腎虚といいます。腎虚になると、腎臓の機能が低下してきます。医療機関での検査には引っかかりませんが、腎臓がとても疲れている状態です。こうなると身体がだるかったり、気力がなくなったりします。根気が続かなくなって、腰痛になることもあります。

腎機能の低下でろ過処理ができなくなれば、身体は逆にむくんでくることもあるのです。

また、身体が冷えることで内臓全体の機能低下が起こり、低体温になったり新陳代謝が悪くなったり、少ししか食べていないのに太ってしまうということが起こります。

ポイント

「水のがぶ飲み」は絶対ＮＧ

思いつきの急な運動は負担が大きく逆効果

一定量の運動をコンスタントに続けるなら、運動は身体にとっていいことです。しかし、運動不足だからといって急にジョギングをしては三日坊主、ジムで筋トレを開始したけれど3カ月でストップなどというのはよくないです。このような運動の仕方は、身体にとっては負担でしかありません。

一番身体に負担なのは、激しく心拍数を上げることを時々思い立ったように行なうこと。これが心臓に負担をかけ、身体の老化を早めます。

急な運動では必ず心拍数が上がり、ゼイゼイハアハアした状態になります。ハアハアしている身体の中では何が起こっているでしょうか？　酸素がたくさんほしいとき、身体は無意識にハアハアしながら呼吸します。そして酸素が血液に乗って筋肉細胞に運ばれ消費されます。もちろん栄養もたくさん必要になります。すると、細胞が働いた後に、たくさんの老廃物と二酸化炭素が残ります。

その結果、老廃物や二酸化炭素の運搬量が増えます。すると体液循環に普段以上の負荷がかかるようになります。


もう一つ大変なことがあります。それは、酸素が消費された後に残る老廃物が「活性酸素」だということです。

活性酸素は、身体を錆びつかせる働きがあるので老化を早めます。

運動が身体にいいとはいっても、身体に必要以上の負荷はかけない方がいいのです。**余計なゴミを出さず、体液循環に負荷をかけない方が、健康人生の質が上がります。**

もちろん「運動する必要がないから……」と、毎日ゴロゴロ寝ているのを推奨しているわけではありません。

身体は動かすようにできているのですから、一定の運動は必要です。そのときに、ゴミが出ない程度の運動をしましょうといっているのです。

ゴミが出ない程度とは、普通に会話できるくらいの運動ということです。

運動をやめるタイミングは、もうすぐ汗をかきそうだと思ったらやめるのが目安になります。

たとえばウォーキングなら、誰かと会話できる程度の早歩きで汗が出そうになったら、もう十分という意味です。

体力には個人差があるので、数字がどうというよりも、この身体の変化を目安にしてください。

逆にしっかり運動するのであれば、最低週に2日行なえば現状維持、3日行なえば健康増進とよくいわれます。このくらいのペースでコンスタントに続けられないならば、いっそやらない方がよいでしょう。

それよりは、先ほども説明しましたが、「雑巾がけをする」「エレベーターはやめて階段を使う」「一駅歩く」など、普段の生活の中にほんの少し身体を使う時間を取り入れ、それを継続した方が身体に負担がなく、高齢になっても続けられるので無理なく健康維持できます。

ポイント

「週一で激しい運動」より「毎日ちょっとした運動」を

〜強いマッサージは硬い身体をつくってしまう〜

施術していて健康かどうかは、身体の弾力を見ればわかります。

健康な方の身体は「ふわふわ」しています。

たとえば、健康な方は、あおむけに寝た背中の下に手を入れ、背骨を天井の方向に押し上げると、軽く持ち上がります。健康で肩がこっていなければ、肩甲骨の下に手を入れて天井の方向に押し上げると、ふわっと持ち上がります。

健康で腰がいい状態なら、あおむけに寝た腰の下に手を入れ天井の方向に押し上げると、ふわっと軽く持ち上がります。

健康な身体はふわふわ。ちょうど水風船のようです。

ところが、一年に一人あるかないかの割合で、背中が亀の甲羅のように硬くなって来院される方がいます。

そのような方は決まって、背中のどこを触ってもカチカチに硬くなっていて、肩がこる、背中が苦しい、頭痛がする、起きているのが辛い、毎日でもマッサージしてほしいと訴えます。もちろん、このタイプの方はあおむけに寝た背中に手を入れたくても、入れることすらできません。

なぜこのようなことが起こるかといえば、先ほども説明しましたが、自己防衛です。身体が自分を固めて守る作戦に出ている状態なのです。もう一つは動きたくても動けない環境があるのです。つまり、**体液循環がすこぶる悪い**のです。

このような方はモゾモゾ体操をしながら、深呼吸を時々行ない、固まったところはつまみ上げるようにしてほぐしていくと、薄皮をはぐようによくなっていきます。

ポイント

身体が硬い人は「体液循環」が悪い

痛みが消えた＝治ったという危険なカン違い

腰痛で「痛み止めを飲んだら痛みがなくなった。治った、治った」とおっしゃる方が多いです。

でも、それって本当に「治った」のでしょうか？

私は高校のとき、新体操で無理をして腰を痛めました。すぐにレントゲン検査を受け、薬が処方されました。服用すると、効果はてきめん！

痛みがとれたのでまた練習を開始すると、もっとひどい腰痛になりました。それを3回繰り返したら動けなくなってしまいました。

そのときはじめて気づいたのです。「痛みが取れたこと」と「治ったこと」はイコールではないということに！（このおかげで私は身体を治すことに興味を持

ち、治療家の道に進むきっかけになりました）

高校のときの私のように、多くの方は痛みがあれば薬を飲めばいいと信じています。そして痛み止めの薬を処方され服用したら、痛みがとれます。痛み止めですから当たり前です。そして「よかった、痛みが消えた。治った」と思います。

この論理っておかしいと思いませんか？

「よかった、薬のおかげで今までの痛みを感じなくなった」というなら論理的で、おかしくないです。痛み止めは、痛みを感じなくする薬なのですから。

この場合、症状は消えても痛みを引き起こした原因にはまったくアプローチできていません。若いうちは痛みが消えると動けますし、少し休むと回復しますので、この論理のすり替えになかなか気づけないのです。

そして、この論理のすり替えに気づかないまま、薬を飲んでは無理を重ね、いよいよ無理が効かなくなってから「なぜ、何をしてもよくなれないの？」と焦るわけです。それが通常は40代くらいからやってくる現実です。

だから、「痛みがない＝健康」という思い込みを捨てましょう。

もちろん、健康なら身体のどこにも痛みがないのは当然です。痛みがあるときは頓服として薬を服用し、自然治癒力をアップするモゾモゾ体操と深呼吸を行なった方が、身体が回復してきます。

ポイント

薬に頼りすぎると、より悪化してしまう

おわりに

「3つの体液」のお話、いかがでしたか？

前著『たった3センチで人生が変わる座り方』で紹介した「モゾモゾ体操」はかなりの反響があり、

・長年の頭痛がよくなった
・肩がこらなくなった
・どこに行ってもダメだった腰痛が楽になった
・目が大きくなった
・頭が小さくなって小顔になった

など、たくさんの声を読者のみなさんからいただきました。

また、整体師やセラピストの方からは、

・施術しやすくなった
・変化が出やすくなった
・姿勢教室を開くと、その場で変化が出るので大好評だ
・施術者自身の腰痛がすっかりよくなった

などと、これまたたくさんのお声を寄せていただいています。

ただ、
「『モゾモゾ体操』には、いったいどういう意味があるのか?」
ということについて、前著では語っていませんでした。

この本で伝えたように、
実は「モゾモゾ体操」は、体液循環を最適化しているのです！

その結果、
骨盤のゆがみやねじれがとれてしまう方も相当数おられます。
内臓が元気に働き出し、食欲が戻ってくる方もおられます。
筋肉の弾力が増して、今までより運動能力がアップすることも当然の効果です。

そして「モゾモゾ体操」に「深呼吸」を組み合わせることで、
さらに、その能力をパワーアップさせることができます。

あなたは、
ご両親が健康に生んでくれたはずなのに、

いつの間にか身体がゆがんだり、ねじれたりしていくのが
不思議だと思ったことはありませんか？

「老化」という反論できない言葉で片づけられていいのかと
悔しく思うことはありませんか？

人は、怪我や事故でない限り、
自分で自分を壊しているといっても過言ではありません。
しかも、それを**自覚することもなく！**

それも仕方がありません。
今までは、「体液」の重要性をご存じなかったのですから。

この本には、健康でいるための方法があることに、

気づいていただきたいという願いが込められています。

また、現代人だけでなく、
３００年後、５００年後、１０００年後の人にも、
「こうすれば健康でいられますよ」と提言したいと思っています。

世界的に肉体労働が減って、
頭脳労働に切り替わってきているのは目に見えています。
しかし、さらに頭脳労働が増えていっても、
頭だけが今よりもどんどん大きくなっていくような身体的適応は
たぶん起こらないでしょう。
ということは、１０００年後も、
人の体型はそんなに変わっていないと思うのです。

そのため、**身体の取扱説明書**として、
あなたやあなたの周りの方、あなたのお子さんやお孫さんにも
末永く役に立つ愛読書になったらいいなと願っています。

本書は、自由国民社より刊行された単行本を、
文庫収録にあたり加筆、再編集したものです。

片平悦子（かたひら・えつこ）

一般社団法人日本パーフェクト整体普及協会（JPSA）代表。

赤門鍼灸柔道整復専門学校にて鍼灸師・あん摩マッサージ指圧師の資格取得。その後2年間、東北大学と金沢大学の医学部で研究生として解剖を学ぶ。

1986年仙台市で治療院を開業し、なかなか予約が取れない治療院になる。

25年で5万人を超える治療経験で得た整体技術を、2012年より一般社団法人日本パーフェクト整体普及協会で伝えている。

2016年からハワイに渡り整体サロンを開業。現地マッサージセラピストにゼロからパーフェクト整体を指導し、6ヶ月で予約で一杯の治療サロンにする。

モットーは「辛い症状は根本原因から治すべし」。治療後の姿勢指導、セルフ整体にも定評がある。

主な著作に、『たった3センチで人生が変わる座り方』（朝日新聞出版）、『1日90秒でよみがえる！ ガチガチの体がスーッと楽になる 深層筋ストレッチ』（あさ出版）などがある。

知的生きかた文庫

「3つの体液《たいえき》」を流《なが》せば健康《けんこう》になる！

著　者　片平悦子《かたひらえつこ》

発行者　押鐘太陽

発行所　株式会社三笠書房

〒一〇二―〇〇七二　東京都千代田区飯田橋三―三―一

電話〇三―五二二六―五七三四〈営業部〉

〇三―五二二六―五七三一〈編集部〉

http://www.mikasashobo.co.jp

印刷　誠宏印刷

製本　若林製本工場

ISBN978-4-8379-8574-7 C0130